Der Schlüssel liegt in deiner Kindheit

Raus aus der Ohnmacht

Ein Buch von

MARIA steuer

Erste Auflage

Herausgeberin: Maria Steuer
Umschlagdesign & Buchgestaltung: Lea Sauerland
ISBN 10: 978-3-00-071566-2

Haftungsausschluss:

Dieses Buch kann Verweise auf bestimmte Informationen enthalten, die sich auf Fachgebiete, einschließlich und ohne Einschränkung, wie Medizin, Gesundheit, Therapie und verwandte Themen beziehen. Diese Informationen werden nur zu Bildungs- und Unterhaltungszwecken bereitgestellt und sollten nicht als Empfehlung für einen bestimmten medizinischen Plan, eine Therapie oder einen Handlungsablauf verstanden werden.

Die Nutzung dieser Informationen ersetzt nicht die Konsultation eines qualifizierten Arztes, Psychologen, Gesundheitspersonals oder anderer einschlägiger Fachleute. Darüber hinaus ändern sich diese Fachinformationen schnell und können daher teilweise veraltet sein.

Sie stimmen zu, dass das gesamte Risiko, das mit der Nutzung dieser Fachinformationen verbunden ist, bei Ihnen liegt. Sie stimmen ferner zu, dass Maria Steuer, einschließlich ihrer jeweiligen Vertreter, nicht, weder direkt noch indirekt, verantwortlich oder haftbar gemacht werden kann für Verluste oder Schäden jeglicher Art oder Schäden jeglicher Art, die aus oder in Verbindung mit Ihrer Nutzung oder Ihrem Vertrauen auf solche Fachinformationen entstehen.

VORWORT

Prof. Dr. Dr. MSc. Christian Schubert

Dieses kleine Büchlein von Maria Steuer ist ein Gesundheits-Guide. Ich finde sogar, dass es ein medizinischer Gesundheits-Guide ist. Einer der besten, den ich seit langem gelesen habe! Ein medizinischer Gesundheits-Guide, der über die Zusammenhänge informiert, wie die Erlebnisse aus der Kindheit über die seelische und körperliche Gesundheit im Erwachsenenalter bestimmen. Ein medizinischer Gesundheits-Guide? Wie ist das möglich, wird sich so mancher Leser von Ihnen fragen? Medizin, so meinen viele, hat doch nichts mit Psychologie oder Familientherapie zu tun. In der Medizin geht es doch mehr um Tests und technische Verfahren, um damit Krankheiten zu diagnostizieren – um sie dann mit Pillen oder im schlimmsten Fall mit einer Operation zu beseitigen. Das ist nicht die Medizin, die ich meine. Die Medizin, die ich meine und für die ich mich seit mehr als 25 Jahren einsetze, ist ganzheitlich. Es ist eine Medizin, die den Menschen in seiner gesamten Existenz in den Mittelpunkt stellt. Biologische, psychische, soziale, ja spirituelle und kulturelle Aspekte des Lebens sind in ihrem Miteinander dafür verantwortlich, dass der Mensch gesund bleibt oder krank wird.

Ich beschäftige mich wissenschaftlich mit einem ganzheitlichen Forschungsbereich, der Psychoneuroimmunologie, kurz PNI. Die PNI untersucht die Wechselwirkungen zwischen psychischen Faktoren und Immunfaktoren. Und da zeigt sich sehr klar: Psyche und Immunsystem hängen ganz eng miteinander zusammen, so eng, dass man davon ausgehen kann, dass all das, was den Menschen emotional berührt, das Immunsystem beeinflusst und damit über Gesundheit und Krankheit eines Menschen mitentscheidet. Lassen Sie mich hierfür ein Beispiel anführen: Ein wichtiger Bereich der PNI setzt sich mit dem allergischen Asthma Bronchiale des Kindes auseinander. Allergisches Asthma zählt zu den häufigsten chronischen Erkrankungen des Kindesalters. Dabei kommt es durch allergische Reizung zur entzündlichen Verengung der Atemwege mit anschließender Atemnot. Da die Ursache dieser Erkrankung bis heute nicht geklärt werden konnte, bleibt den betroffenen Kindern und Jugendlichen nur die jahrelange symptomatische medikamentöse Behandlung – ohne Heilungsaussicht.

Die PNI konnte nun beweisen, dass die Entstehung des allergischen Asthmas und dessen Aufrechterhaltung eng mit psychischen Stressoren verbunden ist. Rosalind Wright vom Mount Sinai Kravis Children's Hospital in New York wies beispielsweise im Rahmen des Urban Environment and Childhood Asthma (URECA)-Projekts nach, dass 2–3 Monate alte Säuglinge von besonders gestressten Müttern (geschieden, alleinerziehend) in den ersten 14 Lebensmonaten verstärkte Anzeichen asthmatischer Beschwerden entwickelten. Zudem wiesen diese Kinder im Alter von 2 Jahren erhöhte Serumkonzentrationen an

Immunglobulin-E sowie verstärkte allergeninduzierte Vermehrung von Lymphozyten und monozytäre Tumor-Nekrose-Faktor-alpha (TNF-α)-Bildung (Entzündungsparameter) auf. Warum erzähle ich Ihnen das alles? Ganz einfach: Während die Schulmedizin daran gescheitert ist, durch die reine Erforschung der biochemischen Mechanismen die Krankheit des kindlichen Asthmas zu verstehen, dürfte die Hinzunahme psychischer und psychosozialer Faktoren in die Untersuchung der Krankheitsentstehung und -aufrechterhaltung hierbei erfolgreicher sein. Ganzheitliche Forschung, wie sie die PNI darstellt, scheint also höheres Gewicht in der Erklärung sogenannter körperlicher Krankheiten zu haben als schulmedizinische. Klingt das nicht verheißungsvoll? Ist es auch! Denn das Erkennen von dysfunktionalen Beziehungsmustern in der Familie erweist sich als essentieller Bestandteil einer kausalen Therapie bei kindlichem Asthma Bronchiale. Untersuchungen konnten zeigen, dass durch familientherapeutische Interventionen die Lungenfunktion sowie der subjektive und objektive Gesamtgesundheitszustand der asthmatischen Kinder und Jugendlichen verbessert werden kann. Es deutet also einiges darauf hin, dass Familientherapie ein Heilfaktor bei kindlichem Asthma ist!

Einer der Gründe für Beziehungsstörungen in der Familie ist, dass Eltern mal mehr mal weniger dazu neigen, die Liebe, mit denen sie ihren Kindern von Beginn an begegnen, an bestimmte Bedingungen zu knüpfen – so wie sie es selbst schon von den eigenen Eltern erfahren haben. „Ich liebe mein Kind besonders, wenn es schön ist, oder klug, oder sich um andere kümmert, oder sich mir unterwirft." Es gibt unzählige weitere Beispiele dafür, dass viele Kinder von ihren Eltern nicht einfach bedingungslos geliebt werden, sondern etwas dafür tun müssen, von ihnen geschätzt und geliebt zu werden. Je stärker aber Liebe an Bedingungen geknüpft ist, desto belastender dürfte dies für das Familiensystem und damit auch für die seelische und körperliche Gesundheit der Kinder sein.

Damit komme ich zurück zum wunderbaren „medizinischen Gesundheitsratgeber" von Maria Steuer. Maria Steuer zeigt darin sehr behutsam und respektvoll auf, wie man als Elternteil bedingungslos lieben lernt. Sie bleibt mit „Der Schlüssel liegt in deiner Kindheit" nicht an der Oberfläche von Erleben und Verhalten, sondern stößt bis in die tiefsten Bereiche des menschlichen Lebens vor. Bereiche, die hinsichtlich Gesundheit und Krankheit von allergrößter Bedeutung und damit am wirkmächtigsten sind. Denn bedingungslose Liebe ist das Lebenselixier, es ermöglicht Menschen sicher gebunden, mutig und erfüllend tiefgehende Beziehungen zu leben und zu erleben. Bedingungslose Liebe ist quasi der Zaubertrank für ein gesundes Immunsystem und damit für ein gesundes Leben.

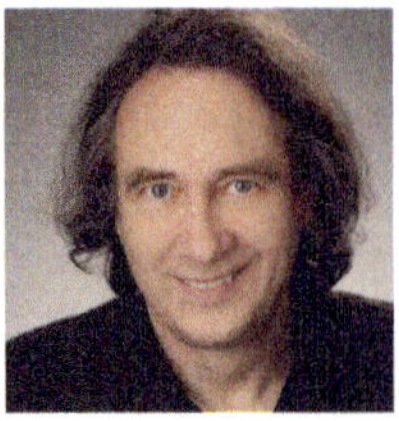

Maria Steuer, die Psychologin und Familientherapeutin, verdient mit „Der Schlüssel liegt in deiner Kindheit" das Prädikat „ganzheitliche Ärztin"!

Innsbruck, April 2021
Prof. Dr. Dr. MSc. Christian Schubert

Dr. Hans-Joachim Maaz

Maria Steuer beendet ihr so wertvolles Buch „Der Schlüssel liegt in deiner Kindheit“ mit dem zentralen Erkenntnissatz: „Die Kindheit bestimmt Ihr Leben“! Und sozialpolitisch ist oft der Satz zu hören: „Die Kinder sind unsere Zukunft“. Dieser zutreffende Satz bleibt aber zumeist inhaltsleer und lässt sich sogar politisch-ideologisch missbrauchen, wenn z.B. eine zu frühe Mutter-Kind-Trennung durch eine Fremdbetreuung in einer Krippe in den ersten 2-3 Lebensjahren eines Kindes für eine frühestmögliche Bildung propagiert wird. Aber in den ersten Lebensjahren geht es vor allem um Bindung – d.h. um eine zuverlässige, konstante, haltgebende und liebevolle Beziehung. Und in dieser Hinsicht ist die leibliche Mutter durch die schon vorhandene Bindung durch Schwangerschaft, das Geburtserlebnis und die Stillzeit in einer hervorgehobenen Verantwortung und nicht ohne Traumatisierung des Kindes in den ersten 2-3 Lebensjahren zu ersetzen. Aber nicht nur eine zu frühe Trennung des Kindes von seiner Mutter ist traumatisierend, auch die Qualität der mütterlichen und der väterlichen Beziehungsangebote, der elterlichen Bindungsfähigkeit, entscheidet nachhaltig über die Persönlichkeitsentwicklung des Kindes. Und hierzu vermittelt Maria Steuer ganz konkrete Inhalte für förderliche elterliche Beziehungsqualitäten. Ihr Buch wird auch durch die zahlreichen praktischen Beispiele besonders hilfreich, die im zugehörigen „Praxisbuch“ sehr gut ganz individuell erarbeitet werden können.

In der Psychotherapie wissen wir, dass alle psychischen und psychosomatischen Leidenszustände immer eine wesentliche Quelle in der frühen Kindheit haben. Selbst später erlittene schwere Traumata werden in der Verarbeitungsfähigkeit von den frühen Beziehungserfahrungen wesentlich beeinflusst. Die allermeisten Patienten gehen davon aus, dass sie doch „eine schöne Kindheit“ hatten oder die Eltern bei allen Schwierigkeiten doch „sehr bemüht“ gewesen seien. Diese Sicht ist eine seelische Schutzfunktion, mit der selbst schlimmste frühe Verletzungen und Mangelerfahrungen noch überlebt werden können. Psychotherapie ist dann das Bemühen, diese verständliche Abwehr im therapeutischen Schutzraum ablegen zu können und die oft sehr bittere und schmerzliche Wahrheit über die frühkindliche Erfahrung emotional durchzuarbeiten und damit in ihrer pathogenen Wirkung auflösen zu können.

Das besonders wertvolle am vorliegenden Buch, einschließlich dem Praxisbuch mit den vorgeschlagenen Übungen, ist die informative Anregung, die eigene Kindheitsgeschichte zu erforschen und die Ermutigung, reflektierend und übend, wesentliche Selbsterkenntnis zu gewinnen. Das wird für viele Leser bereits therapeutische Wirkungen entfalten können, die bei Bedarf zu weiteren therapeutischen Hilfen anregen kann. Und es wird leider auch Leser und Rezensenten geben, die sich in ihrer Schutz-Abwehr angefragt erleben und dann angstgetriggert eine abwertende Kritik aussprechen. Eine Abwertung verrät immer eine eigene unbewältigte Problematik. Auch in dieser Hinsicht kann „Der Schlüssel liegt in deiner Kindheit" eine wichtige Erkenntnishilfe sein. Ich bin als Psychotherapeut und Psychoanalytiker begeistert von der klaren, verständnisvollen und sehr hilfreichen Darstellung der Probleme und Chancen der Persönlichkeitsentwicklung des Menschen, die entscheidend von den frühen Beziehungserfahrungen Mutter-Vater-Kind abhängt.

Dieses Buch vermittelt allen Müttern und Vätern wesentliche Orientierung für ihre so wichtige Elternfunktion und gibt allen therapeutischen, beratenden, erziehenden und für das Kindeswohl verantwortlichen Personen und Institutionen wertvollste Erkenntnis- und Verständnishilfen für die Betreuungsqualitäten in der Kindheit.

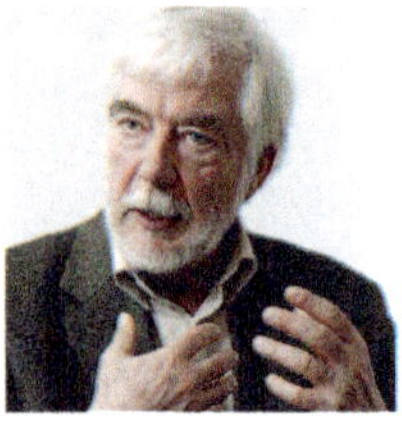

Halle, November 2022
Dr. Hans-Joachim Maaz

Facharzt für Psychiatrie und Psychotherapie, Facharzt für Psychosomatische Medizin und Psychotherapie/Psychoanalyse, Autor zahlreicher Bücher, zuletzt „Angstgesellschaft"

INHALTSVERZEICHNIS

MUT ZUR ERKENNTNIS

"Lass die Vergangenheit dich besser machen, nicht bitter!"
Chinesiche Weisheit

Wie oft habe ich in meinem Berufsleben gehört: „Wenn ich das gewusst hätte, dann hätte ich es anders gemacht!" Ich kann es nicht mehr zählen. Dieses Buch ist entstanden, damit Ihnen das nicht passieren muss: etwas zu erfahren, wenn es eigentlich zu spät ist. Sie waren irgendwie unzufrieden mit Ihren Entscheidungen? Sie haben erst später die Zusammenhänge gesehen? Aber Vorsicht: Wenn Menschen es denn rechtzeitig gewusst hätten, wären sie dann wirklich zu einer anderen Entscheidung gekommen? Oder ist dieser Satz nur eine Floskel, die sich leicht dahinsagen lässt, weil es ja längst zu spät ist und sich an dem Vergangenen nichts mehr ändern lässt?

Allgemein bekannt ist, dass der Mensch ein Gewohnheitstier ist. Veränderungen sind unbequem, lästig und verunsichern. Häufig ist eine einfache Lösung das Ausblenden. Wir beschäftigen uns nur ungern mit Dingen, die nach einer Veränderung rufen. Wir schalten einfach ab oder noch leichter, wir geben den Umständen die Schuld. Zum Beispiel: Ich habe einen Partner, der immer wieder schlecht mit mir umgeht, und ich fühle mich in der Beziehung zu ihm nicht wirklich wohl. Im Grunde meines Herzens möchte ich gerne eine tolle Partnerschaft haben - deshalb würde eigentlich eine Veränderung anstehen. Aber diese Veränderung und der Ausgang sind unbequem. Also ignoriere ich die Probleme und rede mir die Beziehung schön. Es hätte ja schlimmer kommen können oder ich gebe den Umständen die Schuld: Er, der Partner, hat gerade beruflich viel Stress, er kann gar nicht anders. In beiden Fällen tut Veränderung zum Glück nicht Not.

Seelischer Druck

Es gibt kaum etwas im Leben, was uns wirklich in die missliche Lage bringt, persönliche Veränderung anzustreben. Eine dieser wenigen Notwendigkeiten sind die Verhaltensweisen der eigenen Kinder. Irgendwie schaffen sie es durch ihr Verhalten, uns einen Spiegel vorzuhalten. Dies ist eine besondere Fähigkeit unserer Kinder.

Sie lassen sich nicht einfach ignorieren bzw. ausblenden und erst recht nicht schönreden. Kinder zwingen uns förmlich zu einer Auseinandersetzung, da sie mit dem Verhalten nicht aufhören. Es ist schon schwer, mit einem Kind umzugehen, das sagen wir mal, quakt, ein Unruhegeist ist und dazwischen spricht, wenn Sie irgendwo eingeladen sind. Egal, was Sie auch versuchen, es ändert sich nichts. Sie können natürlich den Umständen die Schuld geben. So könnten Sie zukünftig bei Einladungen Ihr Kind zu Hause lassen oder Sie nehmen solche Einladungen nicht mehr wahr.

Der Mensch ist ein Gewohnheitstier.

Sie können aber auch beginnen, nach den Ursachen des ungewünschten Verhaltens zu suchen. Vielleicht hat das Fehlverhalten des Kindes sogar mit Ihnen zu tun. Es könnte sein, dass Sie unbewusst mit Ihrem Verhalten das Fehlverhalten Ihres Kindes verstärken. Wichtig ist, sich diese möglichen Zusammenhänge furchtlos anzusehen und zu reflektieren, damit positive Veränderung möglich wird.

Ich wünsche Eltern mehr Mut, die Kinder und ihre Verhaltensweisen als eine persönliche Chance zu sehen, sich dem kindlichen Spiegel zu stellen und sich auf den Weg zu machen, etwas zu verändern. Vielleicht sollten sie sogar dankbar dafür sein, dass ihre Kinder sie täglich mit ihrem Verhalten daran erinnern, dass Veränderung ansteht. Sie sollten nicht aufhören, nach den Ursachen zu suchen. Sie können sich informieren, sie können sich selbst besser kennen lernen, um auf einen eigenen, besseren Lebensweg zu kommen. Dies wäre sowohl im Interesse ihrer Kinder als auch in Ihrem ureigenen Interesse. Denn es bewahrheitet sich immer wieder: Geht es den Kindern gut, geht es auch den Eltern gut.

Aber auch Menschen ohne Kinder können sich freiwillig aufmachen, um Ursachen zu erforschen und positive Veränderungen anzustreben. Auch ihnen helfen die Reflektion und das furchtlose Ansehen der Zusammenhänge aus ihrer Kindheit, um eine bessere Lebensqualität für sich zu erreichen oder auch endlich eine erfüllende Partnerschaft mit echter Nähe eingehen zu können.

Dieses Buch will kurz und knapp deutlich machen, wie wir zu unseren Gewohnheiten gekommen sind und warum wir kaum willens sind, diese zu verändern oder aufzugeben oder durch neue zu ersetzen. Zeit ist eine zunehmend knappe Ressource. Lesen ist wichtig. Es ist mir aber viel wichtiger, dass Sie sich Zeit für sich selbst nehmen.

Aus den unterschiedlichsten Theorien und Ansätzen habe ich versucht, das Wesentliche zu extrahieren und in ein leicht verdauliches Format zu bringen. Um die Verständlichkeit zu erhöhen, sind sicherlich einige Aspekte nur angerissen. Es soll den Stoff überschaubar, prägnant und nachvollziehbar darstellen. Die getroffene Auswahl ist natürlich etwas Persönliches und spiegelt in Kurzform meine jahrelange Auseinandersetzung mit dem Thema wider. Ich hoffe, es ist mir gelungen und sie schaffen es, das ganze Buch zu lesen!

Ich habe durch meine praktische Arbeit und meine persönlichen Erfahrungen im Berufsleben erkennen können, dass die verschiedensten Theorien, die nach Erklärungen für menschliches Handeln suchen, sich auf eine gemeinsame Aussage reduzieren. Ob ein Mensch sich in seinem Leben wertvoll findet, entscheidet sich in der frühen Kindheit. Und das ist beinflussbar!die Übungen auch aufteilen, wenn du wenig Zeit hast. Die Hauptsache ist, sie alle zu vervollständigen.

WARUM NICHT EINFACH ANDERS MACHEN?

"Das Geheimnis des Vorwärtskommens besteht darin, den ersten Schritt zu tun."
Mark Twain (1835-1910)

Die Kindheit prägt. Mit dieser Aussage ist wohl jeder einverstanden. Aber wie, in welcher Form und in welchem Ausmaß die Kindheit prägt und bestimmt, das ist kaum einem wirklich klar.

Dazu zwei Beispiele:

Ein erwachsener junger Mann erzählt, dass er ein verrücktes Problem hat. Wenn er schlechte Laune bekommt, kann er nicht unterscheiden, ob er Hunger oder ein zwischenmenschliches Problem hat, sich über jemanden geärgert hat. Er hat festgestellt, wenn er etwas isst, kann es passieren, dass die schlechte Laune schlagartig verschwindet.

Die Kindheit prägt uns alle!

Zufällig hatte er seiner Mutter davon erzählt und sie erinnerte sich daran, dass sie ihn als Baby nicht all seinen Bedürfnissen entsprechend behandelt hatte. Eine Hebamme hatte ihr vor 30 Jahren geraten, auch ein Stillkind nur alle vier Stunden zu füttern. Deshalb habe die Mutter, wenn ihr Sohn schon nach drei Stunden Hunger hatte, ihn nicht gefüttert, sondern herumgetragen und versucht, ihn während der Stunde bis zum Füttern bei Laune zu halten.

Aus dem ungeeigneten Verhalten der Mutter in dieser Situation verknüpfte das Baby mit dem Hungergefühl schlechte Laune, anstatt Sättigung. Durch diese Verwirrung kann er bis heute nicht zwischen Hunger und schlechter Laune differenzieren.

Seit der junge Mann nun aber eine Erklärung für sein Problem hat, hat er immer etwas zu Essen in der Tasche und macht seinen „schlechte Laune - Test": Geht es ihm nach dem Snack besser, war es der Hunger, ansonsten muss er sich anderen Problemlösungen zuwenden.

Das Verhalten der Eltern prägt das Verhalten der Kinder!

Wir sehen, wie weit ins Erwachsenenalter die Reaktion einer Mutter reichen kann. Sie hatte das Äußern von Unwohlsein wegen Hungers nicht mit ‚Essen geben' beantwortet, stattdessen mit Trösten, Tragen und Beruhigen reagiert.

Selbst als Erwachsener ist der Sohn, obwohl er sich der Gründe nun bewusst ist, nicht in der Lage, zwischen den beiden möglichen Ursachen zu unterscheiden. Er hat aber für sich einen Weg gefunden, entspannt mit diesem Umstand umzugehen: Mit Versuch und Irrtum, in seinem Fall etwas zu essen, kann er den Unterschied erkennen.

Ein anderes Beispiel:

Eine Mutter ist im Dialog mit ihrem Baby. Die zwei machen Grimassen, die Mama kitzelt ihr Baby und was den beiden noch so alles einfällt. Jetzt aber, mitten in diesem spannenden Beieinandersein, bekommt die Mutter eine Nachricht auf ihrem Handy. Sie unterbricht den Dialog und nimmt ihr Smartphone, um zu antworten, und ist mit ihrer Aufmerksamkeit nicht mehr bei ihrem Baby. Dieses ist zuerst irritiert und versucht dann, die Aufmerksamkeit der Mutter zurück zu gewinnen und sie zum Weitermachen zu animieren. Verschiedene Szenarien sind denkbar, um das Beispiel auf die Spitze zu treiben:

Wenn es keinen Erfolg hat, wird es traurig werden, sich abwenden und vielleicht sogar zu weinen anfangen. Es hat gerade erlebt, dass ein Smartphone wichtiger ist als es selbst.

Bekommt das Baby wieder Zuwendung und Aufmerksamkeit, wenn es weint, die Mutter auf Grund des Weinens das Smartphone weglegt, hat es gelernt: Wer weint, bekommt Aufmerksamkeit.

Wenn es aber auf sein Weinen eine verärgerte Mutter erlebt, die genervt ist, weil sie ihre digitale Kommunikation unterbrechen musste, dann hat es gelernt: Weinen verursacht Ärger.

Also eine Situation und mindestens drei verschiedene Erlebnisse, Gefühle, die ein Baby abspeichern kann.

Ein Baby ist sehr sensibel und spürt sofort, wenn die Mutter physisch anwesend ist, aber geistig woanders. Überall lauern Reize, um unsere Aufmerksamkeit abzulenken. Aber nicht jede Ablenkung ist für das Baby störend! Zum Beispiel, wenn der Nachbar, der an der Tür klingelt, stört und die Mutter dadurch abgelenkt, kann sie präsent bleiben, indem sie ihr Baby hochhebt und gemeinsam nach der Ursache der Störung sucht. Das Baby ist so in den Prozess eingebunden. Mache eine Liste mit Situationen, die dich stören und die sich wiederholen. Schreibe dann auf, wie solche Situationen am besten ablaufen sollten.

Der unbewusste Lebensplan

Wir glauben zu wissen, wie die Welt funktioniert!

Jede einzelne dieser Erfahrungen setzen sich wie Teile in einem Puzzle zu einem Erfahrungsbild zusammen. Wir alle glauben verrückterweise, dass diese Annahmen aus den Erfahrungen der Kindheit einer allgemeingültigen Realität entsprechen. Wir richten unser gesamtes Leben nach diesem Erfahrungsbild. Fachleute messen deshalb der Kindheit eine besondere Bedeutung zu, weil in ihr ein Lebensplan entsteht, der unbewusst ist.

Die Transaktionsanalyse - begründet von Eric Berne in den 50er Jahren des letzten Jahrhunderts - nennt diesen Lebensplan ein „Skript". Dieser Lebensplan ist wie ein Tattoo, ein Stempel, der uns aufgedrückt wird und uns ein Leben lang prägt. Das Skript ist der Grund dafür, dass ein Mensch immer wieder, lebenslang, bestimmten Verhaltensmustern folgt, die er sich in der frühen Kindheit durch seine Erlebnisse mit entsprechenden Erfahrungen mit seiner Umgebung angeeignet hat.

Wird ein Kind beispielsweise zur Strafe in sein Zimmer geschickt, wenn es seinen Ärger lautstark ausdrückt, so kann es die Sichtweise entwickeln:

„Es ist nicht in Ordnung, ärgerlich zu sein“ oder „Ich bin nicht liebenswert, wenn ich ärgerlich bin“. Das Wegschicken ins Zimmer wird als Liebesentzug empfunden. Das Kind fühlt sich ungeliebt, hilflos, einsam und alleine. Das Kind speichert diese Erfahrung und will zukünftig die schlimmen Erfahrungen bzw. deren Wiederholung vermeiden. Als Konsequenz wird der Erwachsene versuchen, Situationen zu vermeiden, die in allbekannter Weise unangenehm zu werden drohen. Also entwickelt der Erwachsene, der als Kind gelernt hat „Ich bin nicht liebenswert, wenn ich ärgerlich bin“, Verhaltensmuster, die dazu geeignet sind, solche Erlebnisse zu meiden.

Als Erwachsener kann er besonders friedfertig und stets auf Ausgleich bedacht sein. Er schluckt seinen Ärger, wo es nur geht, hinunter - auch dann, wenn es unangebracht ist. Statt kräftig auf den Tisch zu hauen, wenn seine berechtigten Interessen missachtet werden, zieht er sich zurück, denn „er kann nun mal nicht aus seiner Haut“. Doch mit seiner Haut oder seinem Charakter hat das gar nichts zu tun: Es ist sein unbewusstes Lebensskript, eingetrichtert in der frühen Kindheit, welches ihm diese Verhaltensweisen vorschreibt.

Wir haben Angst, uns anders zu verhalten!

Es wäre weniger einprägend für das Kind gewesen, wenn es bei Wut nicht weggeschickt worden wäre. Es ist wichtig nur das Verhalten zu kritisieren, nicht das Kind an sich. Sie könnten sich mit dem Kind aus der Situation entfernen und es ablenken, um das unerwünschte Verhalten zu beenden. Vielleicht können Sie auch mit ein bisschen Erfahrung vorausschauend solche Situationen vermeiden. Wenn Sie zum Beispiel schon wissen, dass Ihr Kind liebend gerne die Kieselsteine von dem Grundstück des Nachbarn wegwirft, könnten Sie es beim Vorbeigehen mit etwas Spannendem ablenken.

Kindheit bestimmt

Alles, was wir in den ersten Lebensjahren erfahren oder vermissen, wird Bestandteil unseres Lebensplanes. Alle Babys haben ein angeborenes

Verlangen nach Nähe, Wärme und Geborgenheit. Der Hunger nach Aufmerksamkeit ist groß. Nur wenn sie es schaffen, die Aufmerksamkeit ihrer Bezugsperson(en) zu erreichen, erhalten sie die für sie lebensnotwendigen Streicheleinheiten („strokes"). Damit wird das ersehnte und dringend benötigte Gefühl von Nähe, Wärme und Geborgenheit erfüllt. Es entscheidet sich in den ersten Wochen, Monaten und Jahren, wie ein Mensch im späteren Leben handeln und reagieren wird, etwa um beruflich und privat Aufmerksamkeit zu erregen und Anerkennung zu bekommen („strokes").

Bedauerlicherweise gilt das auch umgekehrt: Wenn einem kleinen Kind nur dann Beachtung geschenkt wird, wenn es ein von den Eltern unerwünschtes Verhalten zeigt, wie zum Beispiel Aufmerksamkeit in Form von Schelte und Bestrafung, wird das Kind dieses Verhalten immer wieder zeigen. Negative Aufmerksamkeit ist immer noch besser als gar keine Aufmerksamkeit.

Das Verhalten, das ein Baby an den Tag legen musste, um die ersehnten Streicheleinheiten seiner Mutter oder einer anderen Bezugsperson zu erheischen, prägen sich ihm unbewusst ein, so dass er auch als Erwachsener danach handeln wird - das nennt man „Skriptprägung".

Das Kind beginnt schon früh zu verinnerlichen, welche Werte in der Familie geschätzt und gelebt werden. Es lernt, mit welcher „Rolle" es am besten in diesem Wertesystem der jeweiligen Familie zurechtkommt. So schreibt das Kind sein eigenes persönliches „Rollenbuch". Der Grund ist einfach: Würde es sich nicht in das vorgegebene Wertesystem der Familie einpassen, erhielte es weniger positive Aufmerksamkeit. Beides - Liebe und Aufmerksamkeit - sind die emotionalen „Grundnahrungsmittel" für alle Babys und Kleinkinder. Darum setzen Kinder alles daran, diesem familiären Wertesystem zu entsprechen.

Die Gesamtheit aller Erlebnisse mit ihren Gefühlen und Erfahrungen unserer frühen Kindheit ergeben also unseren Lebensplan.

Unbewusste Entscheidungen

Nehmen wir an, wir haben folgende Erfahrung gemacht: „Ich bin es nicht wert, um meiner selbst willen geliebt zu werden“ und haben (unbewusst) für unseren Lebensplan die Entscheidung getroffen „Ich werde nie einen Partner finden, der bei mir bleibt.“ Obwohl uns unser Lebensskript nicht bewusst ist, werden wir in unserem Leben alle folgenden, wichtigen Entscheidungen so treffen, dass wir unserem Lebensplan entsprechen und als Konsequenz letztendlich ohne Partner bleiben.

Den Skriptentscheidungen liegt das Bedürfnis zu Grunde, Zuwendung und Liebe zu bekommen. Eng damit verbunden ist die Angst, die Zuneigung zu verlieren, wenn wir uns anders verhalten. Diese Angst vor dem Verlust der Zuwendung bleibt und macht es dem Erwachsenen kaum möglich, von seinem Lebensskript abzuweichen.

Als Erwachsene glauben wir tief im Inneren immer noch, wenn wir anders handeln würden als wir es gelernt haben, dann würden wir die Liebe unserer Eltern verlieren, und das wäre ein großes Unglück für uns.

Fatalerweise ist für uns die unbewusste Erfüllung unseres Lebensskriptes von so elementarer Wichtigkeit, dass wir sogar bereit sind, die Wirklichkeit umzudeuten und zu verkennen und unserem Lebensplan anzupassen. Wir passen die Wirklichkeit dem Lebensskript an und nicht das Lebensskript der Wirklichkeit. Selbst wenn es einen Partner geben sollte, der willens wäre bei uns zu bleiben, würden wir ihn von uns stoßen, um unser Lebensskript zu erfüllen. „Ich bin es nämlich nicht wert, eine Partnerschaft zu führen.“ Dieser Prozess läuft unbewusst ab und ist uns dementsprechend nicht zugänglich.

Diese innere Angst vor dem Verlust der elterlichen Liebe sitzt so tief, dass wir selbst offensichtliche Realitäten unbewusst leugnen. Die kindliche Abhängigkeit von den Eltern führt dazu, dass sie für uns in der Kindheit das Maß aller Dinge sind. Der Wunsch lebt in uns weiter, dass die Welt, so wie wir sie von unseren Eltern erklärt bekamen, denn auch so sein möge. Würden wir die Realitäten anerkennen, dann hätten unsere Eltern ja Unrecht mit ihren Erklärungen gehabt, und das möchten wir nun wirklich nicht in Betracht ziehen.

Ein kleines Kind stellt elterliche Gebote, Regeln und Prinzipien nicht in Frage. Es kann auf Grund seines noch nicht entwickelten Denkvermögens diese Vorgaben nicht bewerten. Vielmehr sucht der Säugling nach Hinweisen, womit er seine Eltern erfreuen oder zumindest ihre Aufmerksamkeit erlangen kann.

Die größte Angst

Mit sieben Jahren ist das Lebensskript zum größten Teil fertig geschrieben. Wir glauben jetzt zu wissen, wie die Welt funktioniert, wie sie auf uns reagiert und wie wir damit umgehen sollen. Wir können als Jugendliche noch weiter daran arbeiten und das eine oder andere revidieren. Aber je älter ein Mensch wird, desto weniger verändert er sein Skript.

Eine Mutter hatte z.B. selbst viel Ablehnung und emotionale Kälte in ihrer eigenen Kindheit erlebt. Dennoch ist sie als Mutter äußerst liebevoll, geduldig und einfühlsam mit ihren vier kleinen Kindern. Von außen gesehen würde das eigentlich den zuvor beschriebenen Mechanismen widersprechen. Angesprochen auf den Widerspruch erzählt sie, dass sie als Schulkind eine Freundin mit einer sehr liebevollen Mutter hatte, bei der sie oft zu Besuch war. Sie fühlte sich dort gesehen und gemocht und entschied sich damals dafür, wenn sie mal Kinder haben sollte, so eine Mutter zu werden, wie die, die ihre Freundin hatte. Sie hatte eine Chance bekommen, die sie nutzte und beschloss, einen anderen Weg einzuschlagen.

Neben den Erfahrungen geben Eltern positive und negative Botschaften an ihre Kinder weiter, die von den Kindern erfüllt werden sollten. Positive Botschaften sind Zustimmungen der Eltern zum Verhalten ihres Kindes. Eine Erlaubnis könnte sein: „Frage nach dem, was du willst“.

Negative Botschaften werden „Einschärfungen" genannt; wenn die Eltern das Verhalten des Kindes missbilligen. Rüdiger Rogoll, einer der bedeutendsten Therapeuten der Transaktionsanalyse im deutschsprachigen Raum, hat folgende acht wichtigen Einschärfungen zusammengefasst, die Eltern an ihre Kinder in den ersten Lebensjahren für ihren Lebensplan mitgeben.

Diese Einschärfungen werden nicht ausgesprochen, sondern mit Mimik, Körpersprache oder Handlungen seitens der Eltern weitergegeben. Die Einschärfungen sind Ausdruck von Enttäuschung, Frustration, Angst und Unzufriedenheit, die aus dem eigenen Schmerz der Eltern hervorgehen. Beide Seiten - Eltern und Kinder - handeln dabei auf einer unbewussten Ebene.

Da uns diese Einschärfungen nicht bewusst sind, klingen sie sehr fremd. Es lohnt sich, bei jeder der aufgezählten Botschaften nachzufühlen, ob sie ein Gefühl aus der eigenen Kindheit anklingen lassen.

Die acht Einschärfungen nach Rogoll sind:

- fühle nicht, zeig keine Gefühle!
- sei kein Kind, werde erwachsen!
- komm mir nicht zu nah, sei nicht nah!
- sei nicht du!
- sei nicht gesund!
- denk nicht!
- sei nicht wichtig!
- schaff's nicht!

Warum machen Eltern so etwas?

Eltern geben ihre eigenen unreflektierten Einschärfungen von ihren Eltern an die Kinder weiter. So können dieselben Einschärfungen hinweg über mehrere Generationen in einer Familie fortbestehen. „Sei nicht gesund" entsteht beispielsweise, wenn ein Kind über Jahre hinweg die Erfahrung macht, dass es immer dann besonders Beachtung und Zuwendung erfährt, wenn es krank ist. Es hat gelernt, krank zu werden und auf diese Weise Aufmerksamkeit („strokes") der Bezugsperson zu bekommen. Auch als Erwachsene versuchen dann diejenigen, mit dieser Einschärfung über das „Kranksein" Aufmerksamkeit zu erhalten.

Im Gegensatz zu diesen (negativen) „Einschärfungen" geben Eltern ihren Kindern aber auch etwas später positive „Handlungsanweisungen" in Form von Geboten mit auf den Lebensweg. Die Transaktionsanalyse spricht hier von „Antreibern". Gewöhnlich beginnen sie mit der Schulzeit. Eltern geben auch hier häufig ihre eigenen Antreiber an die eigenen Kinder weiter. Oder sie reagieren mit den Antreibern auf Schwierigkeiten, die sie mit den Kindern haben. Oder aber sie reagieren auf die negativen Folgen der Einschärfungen mit solchen Antreibern.

Die Transaktionsanalyse hat fünf Antreiber definiert:

- sei perfekt!
- mach's anderen recht / Sei gefällig – mach es mir recht!
- streng dich an!
- sei stark!
- beeil dich!

Wenn ein Kind von den Eltern (unbewusst) die Einschärfung bekommt „Schaff es nicht", dann wird es kaum mit guten Noten aus der Schule kommen. Um dem Kind zu helfen, geben die Eltern den Antreiber „Streng dich an" mit auf den Weg. Für das Kind ist dies eine hoffnungslose Situation - schachmatt! Es hat die Einschärfung bekommen, es nicht zu schaffen und bekommt den Antreiber „Streng Dich an" – wie soll das nur zusammen gehen? Das Kind folgt dem Antreiber und strengt sich wirklich an. Aber die Einschärfung ist mächtiger und deshalb wird das Kind es trotz aller Anstrengungen nicht schaffen.

„Einschärfungen" werden unbewusst kommuniziert, nicht explizit genannt und entwickeln sich schon in der Babyzeit. Das ist der Grund, warum sie stärker sind. Antreiber werden bewusst artikuliert und werden erst zu einem späteren Lebenszeitpunkt relevant. Die Einschärfung „Sei nicht gesund" wird sicher niemand bewusst denken oder gar aussprechen. Antreiber wie „Beeil dich" oder „Streng dich an" hingegen bekommen Kinder durchaus zu hören. Einen intensiveren Überblick über die verschiedenen Kommunikationsebenen kann man in den Büchern von Friedemann Schulz von Thun nachlesen.

Wenn man als Kind bestimmte Erfahrungen wiederholt erlebt, entwickeln sich bestimmte Sichtweisen auf die eigene Person, auf andere Menschen und das Leben.

Die vier Grundhaltungen

Mit Einschärfungen und Antreibern im Lebensplan entwickeln sich später vier mögliche Grundhaltungen eines Menschen zu seinen Mitmenschen. Zum besseren Verständnis wird dies an einem Beispiel deutlich gemacht. In einem Seminar sähen die vier verschiedenen Grundhaltungen so aus:

Ein Teilnehmer betritt den Seminarraum, in dem bereits andere Teilnehmer sitzen. Diese Person, nennen wir sie Sarah, könnte je nach ihrer Grundhaltung denken:

Grundhaltung: Ich bin ok, Du bist ok.
Gedanke: Ich bin gespannt, was die Gruppe bringen wird.

Grundhaltung: Ich bin ok, Du bist nicht ok.
Gedanke: Was hier für komische Leute sitzen.

Grundhaltung: Ich bin nicht ok, Du bist ok.
Gedanke: Die haben bestimmt alle mehr drauf als ich.

Grundhaltung: Ich bin nicht ok, Du bist nicht ok.
Gedanke: Das wird mit uns allen bestimmt schief gehen.

Wie wir auf bestimmte Situationen im späteren Leben reagieren, hängt also davon ab, welche Grundhaltung wir uns in frühester Kindheit zu eigen gemacht haben beziehungsweise mitbekommen haben.

Viele Dinge geschehen in den ersten entscheidenden Lebensjahren unwillkürlich. Auf unser Lebensskript haben wir bewusst wenig bis gar keinen Einfluss. Wir verstehen jetzt besser, warum der eine Krankheiten liebt oder der andere keinen Ärger zeigen kann. Einzig die Grundeinstellung „Ich bin ok – du bist ok" ermöglicht es uns, glückliche und dauerhafte Beziehungen zu anderen Menschen aufbauen.

Es macht Sinn, sich seiner eigenen Einschärfungen und Antreiber bewusst zu werden und seinen eigenen Lebensplan zu kennen. Nur dann können wir bewusst eigene, neue Entscheidungen treffen. Nur so können wir vermeiden, dass wir unsere negativen Einschärfungen und Antreiber unreflektiert an unsere Kinder weitergeben.

Weitreichende Konsequenzen

Ein Beispiel zum Schluss: Ein Paar steht auf dem Bahnhof und verabschiedet sich nach dem gemeinsamen Wochenende. Es will ein neues Wochenende verabreden, an dem sie ihn besuchen möchte. Sie fragt ihn, wann sie denn kommen solle. Er antwortet, es sei ihm „egal".Jetzt raten Sie mal, welchen Einfluss das unbewusste Lebensskript hat.

Hat sie zum Beispiel die Einschärfung „Sei nicht wichtig!“, so wird sie verletzt sein, weil sie annimmt, es sei ihm egal, ob sie kommt oder nicht.

Hat sie die Einschärfung „Fühle nicht!“ und den Antreiber „sei stark“ noch dazu, wird sie weder ihre Verletzung noch ihre Gefühle zeigen.

Sie wird sich zurückziehen, er wird den Grund zunächst nicht verstehen. Ist sein Lebensskript geprägt durch die Einschärfung „Schaffe es nicht!“, wird er sich bestätigt fühlen. Er hatte unbewusst diese Reaktion provoziert, um seine Einschärfung zu bestätigen. Oder hatte er nur sagen wollen, jede Zeit wäre ihm recht – Hauptsache sie käme?

Fazit: *All unsere späteren Verhaltensmuster sind erklärbar aus der Prägung in der frühesten Kindheit. Diese sollten wir reflektieren und gegebenenfalls verändern.*

Für Eltern wichtig zu verstehen: Mein Verhalten prägt das Verhalten meines Kindes. Indem wir unseren Lebensplan kennen, sind wir in der Lage, unser Leben zu verändern. Sonst werden immer wieder Situationen im Leben auftreten, die wir nicht verstehen können und meinen, sie nicht beeinflussen zu können.

Man kann doch eh nichts ändern!

"Man kann die Welt oder sich selbst ändern.
Das zweite ist schwieriger."
Mark Twain (1835-1910)

Schaff ich nicht! Hat doch sowieso keinen Zweck! Man kann doch eh nichts ändern! Wer so eine Haltung hat, glaubt nicht, Einfluss auf irgendetwas in seinem Leben zu haben. Das vorherrschende Gefühl des Betreffenden ist: Ich kann sowieso nichts ausrichten, ich bin fremdbestimmt. Die Lebensumstände bestimmen mich. Der Glaube, das verändern zu können, fehlt mir.

Das klingt nach Aufgeben und Resignation.

Selbstwirksamkeit ist die Voraussetzung, um seelische Krisen meistern zu können.

Selbstwirksamkeit dagegen ist die Überzeugung, durch eigenes Handeln selbst größte Probleme meistern zu können. Das innere Vertrauen, eine Handlung erfolgreich ausführen zu können, ist selbstverständlich. Selbstwirksamkeit ist eine Voraussetzung für „Resilienz", die Widerstandsfähigkeit, seelische Krisen meistern zu können.

Selbstwirksamkeit ist sowohl für den privaten als auch für beruflichen Erfolg von großer Bedeutung. Selbstwirksamkeit lässt mich mein Leben aktiv gestalten. Fehlende Selbstwirksamkeit führt zu Passivität bis hin zum Stillstand. Warum sollte ich mich bemühen, wenn ich das sowieso nicht schaffe?!

Zelltod durch Stress!

Der kanadische Psychologe Albert Bandura kam zu dem Ergebnis: Um überhaupt mit einer Handlung zu beginnen, müssen Menschen überzeugt sein, diese auch tatsächlich erfolgreich meistern zu können. Wir fangen also grundsätzlich nur etwas an, wenn wir glauben, es auch schaffen zu können.

Kindheit und Selbstwirksamkeit

Kinder mit wenig Selbstwirksamkeit zeigen z.B. wenig bis gar keine Anstrengungsbereitschaft in der Schule. Das Kind sitzt vor einer Rechenaufgabe und findet die Lösung nicht auf Anhieb. Es verspürt keinerlei inneres Bedürfnis, es zumindest zu versuchen. Diese Kinder geben schnell auf. Häufig sagen die Kinder „Ich kann das nicht".

Ohne Gefühlsregulation keine Selbstwirksamkeit!

Es gibt inzwischen jede Menge Kursangebote für Kinder und Jugendliche, Selbstwirksamkeit zu erlernen. Eltern lassen sich schulen, um ihren Kindern zur Selbstwirksamkeit zu verhelfen. Den Eltern werden Ratschläge erteilt, wie: „Machen Sie Ihrem Kind Mut" oder „Vertrauen Sie Ihrem Kind".

Warum wir das hier so ausführlich erörtern? Richtig, weil die Basis für die spätere Selbstwirksamkeit – wieder einmal - in der frühen Kindheit angelegt wird. Nach Albert Bandura entsteht und wächst Selbstwirksamkeit aus folgenden Faktoren heraus:

- kontrollieren Sie Ihre Emotionen!
- machen Sie positive Erfahrungen!
- suchen Sie sich Vorbilder (Nachahmung)!
- lassen Sie sich Mut machen (soziale Unterstützung)!

Diese vier Faktoren sollten frisch gebackene Eltern beim Umgang mit ihrem Baby und Kleinkind ebenfalls beachten:

- helfen Sie Ihrem Kind, seine Emotionen zu regulieren, Stressregulatoren zu entwickeln.
- helfen Sie Ihrem Kind, positive Erfahrungen zu machen, indem Sie ihm Aufgaben geben, die es bewältigen kann.
- seien Sie ein Vorbild für Ihre Kinder.
- machen Sie Ihrem Kind Mut.

Die Entwicklung der Selbstwirksamkeit ist labil!

Die Selbstwirksamkeit wird in der frühen Kindheit erworben, in der dem Kind nur das Unterbewusstsein zur Verfügung steht. Das bewusste, logische und strategische Denken ist noch nicht entwickelt. Eltern haben die Aufgabe, mit ihrem Bewusstsein regulatorisch einzugreifen.

Sehen wir uns den ersten Punkt ausführlicher an. Hier müssen wir ein bisschen weiter ausholen. Wie können Sie Ihrem Kind helfen, seinen Stress zu regulieren?

Stress und Emotionen

Ein Baby vermittelt uns relativ einfach, wenn es Stress hat: es weint. Der Stress aktiviert die Alarmsysteme im Gehirn eines Kindes. Es weint, um die Eltern darauf aufmerksam zu machen, dass etwas nicht stimmt. Eltern sind die Regulatoren, die Retter, die ihm helfen, seinen Erregungszustand wieder in den Griff zu bekommen.

Ein Baby kommt mit rund 200 Milliarden Gehirnzellen auf die Welt. Sie sind aber noch nicht miteinander verknüpft. Deshalb gibt das „primitive“ oder „emotionale“ Gehirn in der allerersten Zeit den Ton an.

Dieses Gehirn ist nicht in der Lage, einen Realitätscheck zu machen. Es kann Situationen nicht einschätzen, ob vielleicht Gefahr droht oder auch nicht. Diese Einschätzung übernehmen die Eltern. Kleinkinder orientieren sich deshalb an ihren Bindungspersonen.

Läuft z.B. ein Hund unangeleint auf ein kleines Kind zu, kommt sofort der orientierende Blick zu Mama oder Papa. Sind die entspannt, ist auch das Kind entspannt. Reagiert der Erwachsene mit offensichtlichem Erschrecken und hat Angst vor dem Hund, wird auch das kleine Kind entsprechend reagieren. So lernt das Kind zunehmend, Situationen einzuschätzen.

90 Prozent des Wachstums des Gehirns, einschließlich der Ausbildung von Nervenbahnen und Verknüpfungen, finden in den ersten fünf Lebensjahren statt. Auf die Ausbildung der Verknüpfungen haben Eltern sehr großen Einfluss. Das ist wichtig zu wissen, denn die Art der Vernetzungen bestimmt wiederum die soziale und emotionale Intelligenz des Kindes. Der elterliche Erziehungsstil bestimmt also mit, welche Nervenbahnen angelegt werden: in unserem Beispiel die des Alarmsystems oder die des Antifurchtsystems.

Stressregulation

Babys schreien aus den unterschiedlichsten Gründen. Sie sind hungrig, müde, sie empfinden etwas als zu hart, zu laut, zu hell, zu kalt, oder wenn sie von der Bindungsperson getrennt sind. Nicht das Schreien selbst beeinflusst das sich entwickelnde Gehirn des Kindes, sondern der langanhaltende, ungetröstete Kummer. Es ist wichtig, ein Kind zu trösten, auch wenn der Grund nicht ersichtlich ist. Das Schreien, bzw. das Anschalten des Alarmsystems führt zur Ausschüttung des Stresshormon Cortisol. Erfolgt kein adäquates Trösten oder Beruhigen, bleiben die Cortisolwerte erhöht. Das Alarmsystem ohne Regulationshilfe verursacht dauerhaft erhöhte Cortisolwerte. Diese dauerhaften erhöhten Cortisolwerte führen in der Entwicklungsphase des Gehirns zu Schädigungen von Nervenzellen und Nervenbahnen. Das bedeutet Zelltod durch Stress.

Wenn Eltern auf das Schreien ihres Babys nicht reagieren und es sich selbst überlassen, wird es weniger schreien, weil es hoffnungslos und ohne Regulationshilfe bleibt. Dies darf nicht mit Beruhigung verwechselt werden. Eine innere Beruhigung hat für das Kind nicht stattgefunden. Der Pegel an Stresshormonen in einer solchen Situation ist oft höher als beim Schreien. Der Preis einer solchen Anpassung ist eine Programmierung auf körperliche Übererregbarkeit und eine von Angst geprägte Lebenshaltung.

Deshalb ist die Art, wie Eltern ihrem Kind zuhören, mit ihm spielen, es in den Arm nehmen und trösten oder wie sie es behandeln, wenn es trotzig ist, so wichtig. So können sich im Gehirn des Kindes die Verknüpfungen bilden, die es im späteren Leben befähigen, Stress zu bewältigen, erfüllte Beziehungen einzugehen, mit Wut umzugehen, freundlich und mitfühlend zu sein, den Antrieb zu haben, Träume zu verwirklichen und Ambitionen zu verfolgen (Selbstwirksamkeit!) sowie tiefe Ruhe zu empfinden.

Langfristige Folgen

Menschen mit frühem Stress und Nervenzellschädigungen erleben die Umwelt häufiger als bedrohlich, grübeln viel und verspüren ein intensives Verlangen nach Belohnungen. Sie haben Schwierigkeiten, Bindungen einzugehen, ihre Impulse zu hemmen, oder Risiken zu bewerten. Sie wirken eher gleichgültig und apathisch.

Ein Kind mit einem überaktiven Stressreaktionssystem ist später in schwierigen Lebenslagen eher anfällig für Depressionen. Wissenschaftler verbinden Stress im Säuglingsalter zunehmend mit der rapide ansteigenden Zahl von Angststörungen und Depressionen bei Heranwachsenden.

Nicht nur psychische, sondern auch körperliche Erkrankungen im Erwachsenenalter finden ihre Ursache in entwicklungsbedingten und biologischen Schädigungen in den ersten Lebensjahren. Vermeintlich rein organische Leiden wie Diabetes, Verkalkung der Herzkranzgefäße, Übergewicht, Bluthochdruck und viele andere Erkrankungen treten häufiger auf. Die frühen sozioemotionalen Erfahrungen werden in die biologische Struktur eingeprägt und weisen langfristige Effekte auf.

Eine liebevolle Fürsorge in den ersten Lebensjahren und eine sichere Bindung schützen Kinder vor Stress. Sie haben einen sicheren Hafen, in dem sie Trost erfahren. Sie können ihre Umwelt von einer sicheren Basis aus erkunden. Im Miteinander mit der feinfühligen Bindungsperson wird regelmäßig Oxytocin ausgeschüttet. Oxytocin als Bindungshormon ist ein Gegenspieler der Stresshormone. Die Stresshormone haben weniger Wirkung auf das Gehirn bei Anwesenheit von Oxytocin.

Eltern als Regulatoren

Eltern, die ihr schreiendes Baby konsequent beruhigen und seine Ängste ernst nehmen, sorgen für ein ausgeglichenes Stressregulationssystem. Eltern werden zur neurochemischen Basis, die das Gleichgewicht der Gefühlshormone beim Kind herstellt.

Kinder können bei ihren Eltern emotional auftanken. Deshalb setzen sie sich oft mitten im Spiel unvermittelt auf den Schoß der Mutter oder des Vaters, um dann munter weiter zu toben. Sie haben dann emotional „aufgetankt". Durch den kurzen körperlichen Kontakt mit ihrer Vertrauensperson konnten sie ein Gleichgewicht in ihren Gefühlshormonen herstellen.

Ein Kleinkind hat bis zum vierten Lebensjahr etwa alle 20 Sekunden Regulationsbedarf. Offensichtlich ein hoher Bedarf beim Kind und eine Riesenaufgabe für Eltern. Eltern, die selbst mit einem wenig funktionierenden Regulationssystem ausgestattet sind, haben oft kein Verständnis für die Bedürfnisse ihres Kindes. Sie sind sich nicht bewusst, dass ihr Kind sich an ihnen orientieren will, um eine Rückmeldung um den Ernst der Lage zu bekommen. Sie sind kaum in der Lage, selbst empathisch und „Beruhiger" der Alarmsysteme ihres Babys zu sein.

Die Qualität der Eltern-Kind-Beziehung bestimmt also entscheidend über die Entwicklung des Großhirns und die Möglichkeit, die eigenen Emotionen zu regulieren. Eltern sollten die Aufgabe, die Gefühlsregulatoren für ihre Babys zu sein, sehr ernst nehmen. Die konsequente Gefühlsregulation durch die Eltern hilft dem Baby, Stressregulatoren zu entwickeln.

Nach Bandura ist die Gefühlsregulation ein Faktor zur Ausbildung einer gesunden Selbstwirksamkeit. Das Kleinkind ist selbstwirksam, weil es in der Lage ist, Misserfolge hinzunehmen, seine Gefühle zu regulieren und nicht aufzugeben:

Nehmen wir hierzu das Beispiel „selbst anziehen". Dieser Prozess dauert für Kinder meist vier bis fünf Jahre, bis sie alles selber können. Viele kleine Teilerfolge machen Mut und führen natürlicherweise zum nächsten Schritt. Das Vorhaben des Kindes, sich die Unterhose selbst anziehen zu wollen, braucht Zeit – viel Zeit.

Das Bein wird in das falsche, große Loch gesteckt, oder auf einmal stecken zwei Beine in einem Loch und alles muss noch einmal von vorn losgehen. Wenn sie genug geübt haben, lassen sie sich auch wieder von Mama oder Papa anziehen und legen später wieder eine Übungseinheit ein. Hier lernen Kinder mit Versuch und Irrtum. Wenn es nach vielem Üben und Ausprobieren dann endlich gelingt, die Hose angezogen ist und sie sitzt am richtigen Platz, dann ist der Stolz des Kindes unübersehbar. „Das habe ich allein geschafft", scheint es mit jeder Faser auszudrücken.

Wenn jedoch das Anziehen am Morgen schnell gehen muss, weil die Arbeit ruft oder ein Arzttermin ansteht, dann wird dem Kind keine Möglichkeit eingeräumt, sich auszuprobieren und zu üben. Es wird angezogen und ab ins Auto. In unserem getakteten Alltag häufen sich solche Situationen, die dem Kind das Erfahrungsfeld nehmen und damit auch die Möglichkeit auf den Stolz eines sich selbst erarbeiteten Erfolgs. Solche Situationen lassen sich oft nicht vermeiden, aber es ist wichtig, sich dessen bewusst zu sein und sich um Ausgleich zu bemühen. Denn tägliche Routine und Hektik verhindern oft das Erleben von Selbstwirksamkeit.

Kinder, die ihre Gefühle regulieren können und das Gefühl von Selbstwirksamkeit erfahren haben, haben eine große Chance, sich auch als Erwachsene selbstwirksam zu fühlen und danach zu handeln.

Unternehmen suchen händeringend Mitarbeiter mit einer hohen Selbstwirksamkeit, denn:

- Menschen mit hoher Selbstwirksamkeit suchen sich realistische und anspruchsvolle Ziele. Sie suchen eine Übereinstimmung ihrer Fähigkeiten mit den Anforderungen. Personen mit niedriger Selbstwirksamkeit wählen häufig zu leichte oder auch zu schwere Ziele (Selbstüberschätzung).

- Menschen mit hoher Selbstwirksamkeit zeigen eine höhere Ausdauer, verfolgen Ziele hartnäckiger, steigern ihre Anstrengung in schwierigen Situationen und geben nicht auf. Sie halten bei Misserfolg an ihren Zielen fest und werden es erneut versuchen. Sie suchen nach neuen und besseren Strategien und verbessern ihre Leistung.

- Mitarbeiter mit hoher Selbstwirksamkeit erhöhen ihre Anstrengung bei konstruktiver Kritik von Führungskräften und Kollegen. Sie glauben, dass sie es schaffen können, und wollen das den anderen beweisen. Personen mit geringer Selbstwirksamkeit dagegen reduzieren ihre Anstrengung in einer solchen Situation.

- Selbstwirksame Menschen haben eine höhere Resilienz gegenüber negativen Situationen. Soziale Konflikte, Stress und Misserfolge halten sie nicht auf, sondern sie versuchen die Situationen zu verändern. Mitarbeiter mit wenig Selbstwirksamkeit geben eher auf oder erfahren sogar ein Burnout.

Zusätzlich interessant für die betriebliche Personalauswahl ist zudem Folgendes: Selbstwirksamkeit korreliert häufig mit relativ unveränderlichen Persönlichkeitseigenschaften wie allgemeiner Intelligenz, Gewissenhaftigkeit, Extraversion und emotionaler Stabilität.

Fazit: *Die Entwicklung der Selbstwirksamkeit ist höchst störanfällig. Eltern beziehungsweise Bezugspersonen, die feinfühlig auf die Bedürfnisse ihres Kindes reagieren, sind die besten Garanten für die Entfaltung des Selbstwirksamkeit-Potenzials. Gelungene Gefühlsregulation und wenig Stresserfahrungen im Säuglings- und Kleinkindalter kommen der gesunden psychologischen und physiologischen Entwicklung zugute.*

Meine Kindheit, deine Kindheit

"Kinder lenken nicht von wichtigeren Arbeiten ab.
Sie sind die wichtigste Arbeit."
Dr. John Trainer (FL)

Familiäre Beziehungen sind komplex. So gut wie alles, an was wir als Erwachsene glauben, was wir weitergeben und welche Sichtweise wir haben, entscheidet sich mit unseren frühen Beziehungserfahrungen. Ob wir meinen, alles müsse sich um uns selbst drehen, ob wir der Meinung sind, wir müssten uns besonders anstrengen, um Erfolg zu haben, ob wir davon ausgehen, wir wären es nicht wert, beachtet zu werden - die Liste ist unendlich lang.

Unsere Eltern sind unsere erste prägende Beziehungserfahrung. Sie tragen ganz wesentlich dazu bei, wie sich unsere ersten Erfahrungen gestalten. Aber auch unsere Eltern hatten ihrerseits Eltern. Der Umgang mit uns hängt also auch davon ab, welche ersten Beziehungserfahrungen unsere Eltern mit ihren Eltern gemacht haben.

Wir verwechseln Liebe mit Vertrautheit!

Eine Kindheit kann also nie isoliert betrachtet werden. Sie reiht sich in eine Kette von Kindheiten vorhergehender Generationen einer Familie. So kann sogar die Qualität der Ehe der Großeltern die Sichtweisen, die Erfahrungen und das Handeln des Enkels beeinflussen. Warum wir einen bestimmten Beruf ergreifen wollen, möglicherweise im Berufsleben versagen oder in der Liebe kein Glück haben; das und vieles mehr kann durch unsere Vorfahren mitbeeinflusst worden sein.

Seelenkapseln werden über Generationen weiter gegeben!

Dabei werden die meist nicht verarbeiteten schmerzlichen Erfahrungen der Vorfahren in sogenannten „Seelenkapseln“ an die folgenden Generationen weitergegeben. Eine solche „Seelenkapsel“ öffnet sich manchmal erst nach zwei oder drei Generationen.

Diese geöffneten Seelenkapseln können dramatisch sichtbar werden als Essstörung, Angsterkrankung oder Depression, um nur einige Beispiele zu nennen. Dieses Ereignis scheint dann aus heiterem Himmel zu kommen, wie ein unerwarteter und unvorbereiteter Schicksalsschlag.

Rückblick

Apropos erste Beziehungserfahrungen: Wie waren denn Ihre ersten Beziehungserfahrungen?

Haben Ihre Eltern ausreichend auf Sie reagiert, so wie Sie es gebraucht hätten? Hat Ihre Mutter sich über die Schwangerschaft mit Ihnen freuen können? Sind Sie gewollt, ein Kind der Liebe? Hatten sie das Gefühl, geliebt zu werden? Durften Sie so sein wie Sie sind oder mussten Sie bestimmte Normen und Erwartungen erfüllen? Durften Sie sich entfalten? Oder wurden Sie eingeschüchtert und in ihren Möglichkeiten behindert? Bekamen Sie Unterstützung und Ermutigung? Hatten Sie das Gefühl, alleingelassen zu sein?

Idealerweise freuen sich die Eltern über ihr Kind. Sie sind stolz und glücklich, die Eltern dieses nur zu ihnen passenden Kindes zu sein. Dieser Umstand wird sichtbar in einem Glanz der Augen der Eltern. Jedes Kind wünscht sich über alles, diesen Glanz in den Augen seiner Eltern zu sehen.

Eltern sind halt auch nur Menschen mit ihren Stärken und Schwächen. Deshalb gibt es immer wieder Situationen, in denen ihr Kind keinen Glanz in deren Augen finden kann. Das Kind wird nach Lösungen suchen, um die Schwächen der Eltern auszugleichen, weil es sich so sehr nach dem Leuchten in den Augen der Eltern sehnt. Kinder sind unbewusst gewillt, alles auf sich zu nehmen, um sich selbst als etwas Positives und Wertvolles zu erleben. Sie lernen ihre eigene Wertigkeit an dem Glanz in den Augen der Eltern zu messen.

Generation Code

Realitätschecks sind notwendig!

Sabine Lück und Ingrid Alexander, Psychologische Psychotherapeuten, Kinder- und Jugendpsychotherapeuten, entwickelten den Generationencode zur Heilung von Erbwunden. Sie sind der Meinung, dass ein Treuevertrag zwischen Eltern und Kind existiert.

Doppelbotschaften sind eine Falle!

Worum geht es bei einem solchen Treuevertrag, was ist der Inhalt eines solchen Vertrages? Niemand hatte als Kind wirklich passgenaue Eltern, also solche, die uns so versorgt hätten, wie wir es gebraucht hätten. Eltern schleppen auch immer ihre Defizite aus ihrer eigenen Kindheit mit sich herum, die ihnen „dazwischenfunken", die sie nicht so reagieren lassen, wie es für das Kind angebracht wäre.

Treueverträge werden unbewusst geschlossen!

Ein Defizit zum Beispiel könnte sein, dass eine Mutter, die sich als Kind nicht geliebt gefühlt hat, nun von ihrem Kind erwartet, diese Liebe zu bekommen. Oder aber ein Vater, der sich seinen Traumberuf nie hat erfüllen können. Er erwartet nun von seinem Kind diesen Beruf statt seiner zu ergreifen. Er projiziert seine eigenen unerfüllten Träume in Zukunftsphantasien und Erwartungen für sein Kind.

Wenn die Mutter ihre eigene Bedürftigkeit mit Liebe verwechselt, wendet sie sich dem Kind nur dann liebevoll zu, wenn dieses Kind ihre Bedürfnisse befriedigt und ihre Erwartungen erfüllt. „Sei so, wie ich Dich haben will und brauche". Das Kind lernt, was von ihm erwünscht und erwartet wird. Das Kind wird lernen zu glauben, es sei schuld, wenn die Mutter unzufrieden oder unglücklich ist, und wird sich erfolglos um sie bemühen, immer in der Hoffnung, doch noch ihre Liebe zu bekommen.

Eltern, die ihre Kinder für sich selbst brauchen, beschreibt Dr. Maaz in seinem Buch „Das falsche Selbst" sehr ausführlich und anschaulich.

Wie sollen Eltern mit ihren Defiziten umgehen? Welche Möglichkeiten bleiben ihnen? Im Grunde ganz einfach: Wenn Eltern wüssten, welche weitreichenden Wirkungen ihre Verhaltensmuster auf ihre Kinder hätten, dann könnten sie an diesen Mustern arbeiten und sie verändern. Die meisten Eltern aber kennen die Ursachen und die Auswirkungen ihrer Defizite nicht. Im Gegenteil - sie gehen ihnen aus dem Weg, um die alten, starken Gefühle ihrer eigenen Kindheit nicht noch einmal erleben zu müssen. So läuft alles weiter in den bekannten Bahnen und endet nicht selten in einer Sackgasse.

Kinder wollen heilen

Aus der Sicht des Kindes stellt sich die Situation wie folgt dar: Das Kind möchte seine Eltern stärken und „heilen“. Es glaubt unbewusst, den Ausweg aus der Sackgasse zu kennen. Das Kind weiß intuitiv, was seinen Eltern fehlt, um passend für es selbst zu sein. Es glaubt, es könne die Eltern heilen, wenn es den Anteil von sich selbst den Eltern schenkt, der den Eltern fehlt. Als Konsequenz kann das Kind diesen Anteil seiner eigenen Persönlichkeit nicht mehr erleben oder ausleben. Es ist bereit diesen Preis zu zahlen, damit in seiner Vorstellung die Eltern dann passgenau sind, so passgenau, wie das Kind sie braucht. Das wären ideale Eltern, die dem Kind endlich geben könnten, was es zur Entwicklung eines stabilen Ichs benötigt.

Deshalb wird es einen Treuevertrag mit seinen Eltern eingehen. Das erkannte Defizit der Eltern wird mit einem Geschenk des Kindes ausgeglichen und so der defizitäre Elternteil geschützt. Ganz schön kompliziert. Vielleicht hilft das folgende Beispiel:

Kinder sind bereit für ihre Eltern alles zu geben!

Eine Mutter, nennen wir sie Anna, sitzt im Sommer am Beckenrand eines Schwimmbades. Ihre Jungen sind übermütig, voller Lebensfreude und toben im Wasser umher. Ihre Tochter Lena sitzt neben ihr, aber sie ziert sich teilzunehmen. Sie ist das kleinste, jüngste der Kinder. Die Mutter Anna wird von ihren Jungen aufgefordert, an diesem wunderschönen Spektakel der Lebensfreude teilzunehmen. Anna genießt es, ihre Kinderschar zu beobachten. Es wird Anna aber auch klar, dass es ihr unmöglich ist, an dieser Toberei teilzunehmen. Irgend etwas hält sie davon ab, bei diesem Ausbund der Lebensfreude mitzumachen. Sie wird am Beckenrand sitzen bleiben mit dem Gefühl, dass ihr etwas fehlt.

Eine Aufarbeitung dieser Situation bringt Erstaunliches ans Licht. Anna hatte ihrerseits eine Mutter (Emma), der Lebensfreude fehlte. Um eine passende Mutter zu bekommen, um den Glanz in Emmas Augen zu sehen, hatte Anna schon in der frühen Kindheit ihre eigene Lebensfreude ihrer Mutter Emma geschenkt. Hier heißt der unausgesprochene, unbewusste Treuevertrag des Kindes (Anna) an die Mutter (Emma): „Nie werde ich in meinem Leben mehr Lebensfreude fühlen als du (Mutter) sie je fühlen konntest und kannst."

Wenn das Kind sich großer Lebensfreude erfreuen würde, dann würde der Mutter dieser wunde Punkt aus ihrem Leben wieder bewusst werden. Es würde Emma schmerzen und sie verletzen, wenn sie sähe, was sie selbst als Kind mit erlaubter Lebensfreude hätte erfahren und erleben können. Emma müsste erleben, um wieviel glücklicher sie gewesen wäre, wenn sie mit der Erlaubnis auf Lebensfreude ausgestattet gewesen wäre.

Emma aber bräuchte die Erlaubnis, lebenslustig zu sein, nicht von ihrem Kind, sondern von ihren eigenen Eltern. Emma kann das „Geschenk" ihres Kindes Anna gar nicht wahrnehmen und erst recht nicht annehmen. Die verschenkte Lebensfreude des Kindes ist so weder für die Mutter noch für das Kind von Nutzen. Die Lebensfreude schwebt ungenutzt im Raum und beide sind ohne Lebensfreude.

Generationen übergreifend

Oder andersherum: Aufgrund des Defizits der Mutter, Lebensfreude zu empfinden, kann sie ihrem Kind die Erlaubnis zur Lebensfreude nicht geben. Das Kind – existentiell abhängig – erfüllt der Mutter den Wunsch. Das Kind schützt so die Mutter, und die Mutter wird nicht mit ihrem

Schmerz konfrontiert. Ein Treuevertrag kann also blockierend auf die Entwicklung unserer eigenen Persönlichkeit wirken. Als Kind opfern wir wichtige Teile unseres Selbst für unsere Eltern, um diese zu den Eltern werden zu lassen, die wir so dringend gebraucht hätten. Als Folge können wir in Teilaspekten keine eigene, unserem Selbst entsprechende Identität aufbauen.

Und jetzt kommt das Dilemma: Dieser von jedem individuell abgeschlossene Treuevertrag bindet uns für unser ganzes Leben! Wir schließen sowohl einen Treuevertrag mit unserem Vater als auch einen anderen mit unserer Mutter. In unserem Leben suchen wir uns unbewusst immer wieder Menschen und Situationen, die uns die Richtigkeit unseres Treuevertrages bestätigen. In unserem Beispiel ist es für Anna sicherer, keine Lebensfreude zu fühlen. Sie meidet entsprechende Situationen (z.B. an der Toberei im Schwimmbad teilnehmen) oder sie sucht sich Menschen in ihrem Leben, die Spaßbremsen sind.

Kinder sind in hohem Maß loyal zu ihren Eltern. Das kann so weit gehen, dass wir uns Partner suchen, die in ihren Eigenschaften und Defiziten unserem entsprechenden Elternteil sehr ähneln. Diese Eigenschaften und Defizite sind uns sehr vertraut. Unglücklicherweise verwechseln wir manchmal diese Vertrautheit, dieses wie „zu Hause fühlen“, mit Liebe.

Wiederholungen

Aus einem weiteren Grund suchen wir immer wieder nach Menschen, die unseren Eltern in puncto Treuevertrag ähnlich sind. Wir mussten erleben, dass unser Geschenk nicht angenommen wurde. Ein Geschenk zurücknehmen geht nicht. Deshalb hoffen wir, dass wir jemanden finden, der unser Geschenk Lebensfreude endlich annehmen wird, was jedoch nie eintreten wird.

Die Kette an Beziehungserfahrungen bzw. Treueverträgen kann sich von Generation zu Generation weitervererben. In unserem Beispiel sitzt auch

Lena am Beckenrand, statt ausgelassen mit ihren Brüdern zu toben. Oberflächlich betrachtet gibt es eine naheliegende Begründung: Sie ist ein Mädchen unter all den Jungen, sie ist die Jüngste, die Kleinste. Vergessen wird, dass sie sehr erfahren im Umgang mit ihren älteren Brüdern und der oberflächliche Erklärungsversuch substanzlos ist. Vielmehr müsste das gesamte Familiensystem in dieser Situation betrachtet werden: Ist es nicht möglich, dass Anna (Lenas Mutter) der Grund für Lenas Verhalten ist? Lena hat einen Treuevertrag mit ihrer Mutter und schützt sie, indem sie am Beckenrand sitzen bleibt. All dies geschieht unbewusst. Um eine Änderung zum Besseren herbeizuführen, müssen solche Situationen hinterfragt werden.

Treueverträge können gekündigt werden. Treueverträge bestehen über den Tod des Elternteils hinaus. Die Kündigung erfolgt in einem selbst – mit dem Elternteil, den man in sich selber mit sich trägt. Um den Treuevertrag zu kündigen, müssen Sie ihn zunächst kennen. Dem Inhalt seines eigenen Treuevertrags nähert man sich mit Schlüsselfragen. Diese Schlüsselfragen stellt man sich selbst, nicht den Eltern.

Man muss sich darüber klar sein, dass wir zwei Treueverträge abgeschlossen haben, jeweils einen mit der Mutter und einen mit dem Vater. Den einen Treuevertrag schließen wir mit dem gleichgeschlechtlichen Elternteil, also die Tochter mit der Mutter oder der Sohn mit dem Vater. Der zweite Treuevertrag ist derjenige zum gegengeschlechtlichen Elternteil, also vom Sohn zur Mutter oder von der Tochter zum Vater.

Die Schlüsselfrage zum gleichgeschlechtlichen Elternteil lautet: „Worin darf ich meine Mutter/meinen Vater nicht überrunden?“ In unserem Beispiel durfte Anna ihre Mutter Emma beim Thema Lebensfreude nicht überrunden; nie mehr Lebensfreude empfinden dürfen als ihre Mutter.

Die Schlüsselfrage zum gegengeschlechtlichen Elternteil lautet anders. Die Schlüsselfrage von der Tochter zum Vater lautet: „Worin darf ich meinen Vater nicht enttäuschen?“ Der Sohn muss sich die Frage beantworten: „Worin darf ich meine Mutter nicht im Stich lassen?“

Paul ist ein guter alter Freund. Er ist sehr erfolgreich in seinem Berufsleben. Er ist sozial, sehr kompetent und empathisch. Ihnen fällt aber auf, dass er schon immer alleine lebt. Er verbringt seine Urlaube mit seiner ebenfalls schon immer alleinlebenden Mutter. Sie haben ihn noch nie in einer Partnerschaft erlebt. Körperliche Nähe bei einer Umarmung oder Begrüßung scheint ihm unangenehm zu sein.

Stellen wir Paul die Schlüsselfrage: Worin darf er seine Mutter nicht im Stich lassen? Er könnte folgende Antwort geben: „Ich darf meine Mutter nicht alleine lassen. Niemand darf mir näher sein als meine Mutter. Ich darf niemanden in meinem Leben finden, der mir wichtiger wäre als meine Mutter."

Pauls Treuevertrag wird sichtbar, er bestimmt sein ganzes Leben. Stellen sie sich eine(n) Partner(in) vor, die diesen Treuevertrag akzeptieren könnte. Also ist es nicht verwunderlich, dass Paul alleine bleibt, solange er seinen Treuevertrag nicht erkennt und aufkündigt.

Ein möglicher Ausweg

Die Inhalte Ihrer beiden Treueverträge sind Ihnen jetzt bekannt. Im nächsten Schritt müssen die Treueverträge gekündigt werden. Sie müssen den Mut und den Willen aufbringen, sich auf etwas Unbekanntes, Neues einzulassen. Eine weitere wesentliche Voraussetzung für eine erfolgreiche Kündigung ist, aufzuhören zu glauben, man könne die Defizite seiner Eltern ausgleichen oder die Eltern vor ihrem Schmerz bewahren.

Stellen Sie sich den jeweiligen Elternteil ohne Defizit und ohne „alte Wunden" vor. Ohne diese Defizite und Wunden haben wir jetzt passgenaue Eltern, die unsere Bedürfnisse adäquat erfüllen können. Die Erfüllung unserer Bedürfnisse werden wir jetzt neu erleben und die dabei empfundenen positiven Gefühle als Erinnerung abspeichern. Diese emotionale Erinnerung überschreibt den altern Treuvertrag. Wir haben uns eine neue alte Wirklichkeit - eine „erinnerte Gegenwart" geschaffen. Möglich wird dies, weil die gleichen Hirnstrukturen aktiv sind, wenn man sich an Vergangenes erinnert und in der Gegenwart imaginäre Szenen entwickelt.

Im täglichen Leben können wir uns in unserer Phantasie eine Mutter vorstellen, die uns in der anstehenden Situation richtig versorgt. Eine Mutter, die so ist, wie wir sie gebraucht hätten. Wir sollten uns im Detail vorstellen und erfühlen, wie sie uns versorgt, was sie uns rät. Anna würde sich eine Mutter visualisieren, wie sie sie gebraucht hätte. Diese passgenaue Mutter hätte mit ihr gespielt und hätte Freude mit ihr gehabt. Sie hätte mit ihr getobt, gelacht und wäre mit ihr ins Schwimmbecken gesprungen.

„Wenn ich eine Mutter gehabt hätte, wie ich sie gebraucht hätte, die wäre mit mir im Sommer lachend durch eine Blumenwiese gelaufen und hätte sich am Ende mit mir in die Blütenpracht fallen lassen." Diese Phantasien fallen anfänglich schwer, weil es so ungewohnt ist. Aber versprochen, es geht von Mal zu Mal immer leichter. Es werden Ihnen sogar Gedanken kommen, die Sie nicht für möglich gehalten hätten.

Es gibt keine Eltern ohne Defizite. Wir können Treueverträge nicht verhindern, da sie für uns als Kleinkinder überlebenswichtig sind. Wir müssen uns über die Tatsache klar werden, dass diese Treueverträge in unserem Erwachsenleben ausgedient haben. In der Gegenwart behindern sie uns nur noch, ohne dass wir dies bemerken. Wir müssen sie bewusst hinterfragen. Die Treueverträge, die in einem Alter geschlossen wurden, in dem unser Bewusstsein noch nicht ausreichend entwickelt war, wirken lebensbestimmend.

Erst indem wir uns bewusst sind, dass wir für unsere eigene gesunde Entwicklung andere Eltern gebraucht hätten, verlieren sie an Macht. Ein gelöster Treuevertrag wird sich auf all unsere Gewohnheiten positiv auswirken. Es ist, als hätte man das Fundament unserer Überzeugungen beseitigt. Um wirklich authentisch zu sein, müssen wir unterscheiden lernen, welche unserer Handlungsweisen unseren eigenen Lebenszielen entsprechen und welche wir zur „Heilung" unseres Familiensystems übernommen haben.

Unsere alten Gefühle und das Wiederaufleben der dazugehörigen Erinnerungen beeinflussen unseren Umgang mit anderen und besonders mit unseren Kindern. Kinder schaffen es immer wieder, in uns diese alten Gefühle zu triggern. Dazu haben sie den besten Zugang, weil wir mit ihnen emotional tief verbunden sind. Ohne uns darüber im Klaren zu sein, reagieren wir nicht angemessen im Hier und Jetzt, sondern auf die reaktivierten Gefühle aus unserer eigenen Kindheit, der Vergangenheit.

Den Unterschied erkennen

Es ist wichtig zu lernen, die alten Gefühle von früher von den entsprechenden Gefühlen von heute zu unterscheiden. Gefühle, die wir im Zusammensein mit unseren Kindern wahrnehmen, können uns manchmal den Atem nehmen oder uns aus den Schuhen hauen. Werden wir von Gefühlen quasi überflutet, ist uns reflektiertes Denken kaum noch möglich. Dies sind dann höchstwahrscheinlich Kindheitserinnerungen – also starke Gefühle, die mehr sind als es dem Mitfühlen mit dem Kind in der Gegenwart entsprechen würde.

Hier ein Beispiel:

Eine Tochter kommt von der Schule nach Hause, schmeißt den Ranzen in die Ecke und schreit „diese blöde Nina, die ist jetzt nicht mehr meine Freundin!"

Sie können spüren, dass Sie jede Menge Ratschläge auf Lager haben, um ihr in dieser Situation der vermeintlichen Enttäuschung zu helfen.

Aber Achtung: Es könnte sein, dass Sie neben dem Gefühl der Enttäuschung gleichzeitig das Gefühl der Wut verspüren. Diese Wut muss Ihre Tochter aber nicht verspüren. Ihre Wut kommt aus den Erfahrungen Ihrer eigenen Kindheit. Sie sollten sich vergewissern, ob Ihre Tochter tatsächlich wütend ist. Sie haben möglicherweise vergessen, die Realität der Tochter zu überprüfen. Das bedeutet, Sie reagieren aus den Erfahrungen Ihrer eigenen Kindheit.

Die Ratschläge, die Sie jetzt herbeizaubern, sind aus Ihrer eigenen Kindheit. Ob sie wirklich helfen würden, sei dahingestellt. Sie fragen sich auch nicht, ob sie Ihnen damals wirklich geholfen haben. Sie sind noch nicht im Hier und Jetzt. Sie sind noch gefangen in der Erinnerung Ihrer alten Gefühlserlebnisse, in der Erinnerung Ihrer Vergangenheit.

Ist Ihre Tochter nur enttäuscht über das Verhalten ihrer Freundin oder ist sie tatsächlich zusätzlich auch noch wütend? Hier wäre jetzt vor dem Reden ein tiefes Luftholen angebracht und dringend ein Realitätscheck nötig.

Fragen Sie Ihre Tochter z.B.: „Wie geht es denn jetzt weiter mit Dir und Nina?“, und stellen Sie sich Ihre Verwunderung vor, wenn Sie als Antwort hören: „Och, die ruft nachher bestimmt an und will wieder mit mir spielen!“

Sie haben also Ihre eigene Kindheit mit der Ihrer Tochter verwechselt und sind gleichzeitig an Ihrem wunden Punkt, wie Sie mit Wut und Enttäuschung umgehen, getriggert worden. Ihre alten Gefühle aus Ihrer Kindheit sind Ihnen wieder hochgekommen. Sie wären sofort mit allen möglichen Ratschlägen, die Ihnen damals vielleicht auch schon nicht wirklich geholfen haben, bei der Sache gewesen und hätten Ihr eigenes Problem, mit Enttäuschung und Wut umzugehen, ungeprüft an Ihre Tochter weitergegeben! Diese alten Gefühle aber gehören in die Vergangenheit und haben im Hier und Jetzt mit Ihrer Tochter nichts zu suchen.

Dieses Beispiel war noch recht offensichtlich. Kinder stöbern auch hervorragend in unseren versteckten, maskierten Ansichten herum. Diese Ansichten beruhen wieder auf unseren eigenen frühen Erfahrungen.

Den Blickwinkel erweitern

Bei der Einschulungsuntersuchung berichten Eltern immer wieder von ihrer großen Sorge, ob ihr „Zappelphillip“ das alles schaffen wird. Ihr Kind müsse doch in der Schulklasse ruhig sitzen bleiben, um dem Unterricht zu folgen. Auf die Nachfrage, auf wen in der Familie ihr Sohn denn komme, fällt den Eltern meist auch spontan jemand ein, z.B. der Onkel. Weitere Nachfragen machen deutlich, dass aus diesem Onkel durchaus „etwas geworden ist".

Offensichtlich ist der Onkel sehr erfolgreich und die Eltern brauchen sich keine Sorgen zu machen. Sie haben jetzt sogar einen Fachmann zum Thema Zappelphillip in der Familie identifiziert. Sollten sie ihren Sohn nicht verstehen, ist der Onkel als erfahrener Zappelphilipp der beste Experte fürs „Übersetzen". Er kann aufgrund seiner eigenen Erfahrungen am ehesten erklären, was hinter dem Verhalten des Kindes steckt. Ebenso ist er Familienexperte aufgrund seiner eigenen Kindheit in der Frage, welche Unterstützung denn der Neffe gerade jetzt am besten gebrauchen könnte.

Als würde es jetzt nicht langsam reichen, können Kinder auch unsere Doppelbotschaften aufdecken. Bei einer solchen Doppelbotschaft sagen oder handeln wir anders als wir denken oder fühlen. Dabei entspricht das „Handeln" der verbalen Ebene. Das „Denken und Fühlen" entspricht der emotionalen Ebene.

Wenn Ihr Kind permanent ein Verhalten an den Tag legt, das Sie nervt, und egal was Sie unternehmen, es sich nicht verändert – Sie haben sogar fast den Eindruck, dass es immer schlimmer wird – dann ist das auch ein Zeichen dafür, dass es etwas mit Ihnen und Ihrer eigenen Kindheit zu tun hat. Aus irgendeinem Grund unterstützen Sie unbewusst dieses nervige Verhalten Ihres Kindes. Es könnte ein blinder Fleck sein, etwas, was Sie verdrängt haben, weil es Ihnen unangenehm ist. Dann gilt es für Sie nachzuforschen, was genau das mit Ihnen zu tun hat und was Sie bei sich selbst ändern können – denn erst dann haben Sie Einfluss auf das nervige Verhalten Ihres Kindes.

Ein pubertierender Sohn macht seinen Eltern immer wieder Probleme, weil er in der Schule mit unangemessenem Verhalten auffällt. Er ärgert die Lehrer bis zur Weißglut und nichts ist ihm wichtiger als in Konflikte zu gehen und unbeugsam zu sein, egal was es kostet. Die schulischen Leistungen sinken.

Unter dem Druck sinkender schulischer Leistungen zeigte die Aufarbeitung Folgendes auf:

Der Vater selber war in diesem Alter von der Schule verwiesen worden, weil er lieber Fußball gespielt hatte, statt sich um seine Leistungen in der Schule zu kümmern. Er hatte seinen Lehrern bis heute nicht verziehen, dass sie ihn nicht unterstützt und motiviert hatten und er erst über den zweiten Bildungsweg seinen Berufsweg einschlagen konnte. Entsprechend waren seine Reaktionen auf das Verhalten seines Sohnes: Nach außen hin schimpfte er mit ihm, bestrafte ihn, wenn er in der Schule wieder Mist gebaut hatte. Innerlich aber freute er sich, dass sein Sohn den Mut und den Schneid hatte, die Lehrer derart auflaufen zu lassen. Dieses Verhalten ist eine typische unbewusste Doppelbotschaft. Der Sohn nahm diese innerliche Freude des Vaters an seinem eigenen „Fehlverhalten" wahr und reagierte entsprechend motiviert. Erst als der Vater diese Zusammenhänge erkannte und aufhörte Doppelbotschaften, zu senden, beendete der Sohn die Konflikte mit seinen Lehrern. Er musste nicht mehr stellvertretend für seinen Vater „etwas erledigen".

Fazit: *Beziehungserfahrungen – positive wie negative - vererben sich über Generationen. Ausnahmslos jedes Kind schließt mit seinen Eltern einen „Treuevertrag". Das kann im späteren Leben zu unerwünschten Verhaltens- und Gefühlsblockaden führen. Wir sollten die Inhalte unserer Treueverträge kennen und sie aufkündigen.*

Wie Bindung entsteht

"Das Leben der Eltern ist das Buch, in dem die Kinder lesen."
Augustinus Aurelius (354-430)

Bindung ist die Anziehungskraft zwischen Menschen. Das Streben nach Vertrautheit und Nähe. Wir sind Bindungswesen, ob wir uns dessen bewusst sind oder nicht. Für Kinder ist die Bindung an einen Erwachsenen sogar eine absolute Lebensnotwendigkeit.

Verhaltensbiologen bezeichnen Menschenkinder als „Traglinge“ oder „Elternhocker“, und sprechen von einem „Bindungstrieb“. Die Bereitschaft des Säuglings nach Bindung ist biologisch verankert und soll ihm Sicherheit und Schutz geben. Passend dazu entwickelt sich bereits in der Schwangerschaft das Fürsorgeverhalten der Eltern, also ihre Bereitschaft, für Sicherheit und Schutz ihres Kindes zu sorgen.

Jeder möchte:
wertvoll sein,
geliebt sein,
frei sein,
verbunden sein!

Zu einer Bindung gehören also mindestens zwei. Die emotionale Bindung eines Kleinkinds zu seinen Eltern hat eine extrem hohe Bedeutung für dessen weitere Entwicklung. Eine positive, emotionale Bindung ist sowohl die Voraussetzung für das Überleben eines Babys als auch die Voraussetzung, um im späteren Leben Vertrauen und Bindung zu anderen Menschen aufbauen zu können.

Seelischer Hunger

In den 1950er Jahren führte der US-Psychologe Harry Harlow eine Reihe von Experimenten mit Rhesusaffen durch. Er trennte die Affen gleich nach der Geburt von ihren Müttern. Als Ersatz erhielten sie eine milchspendende „wire mother“ – ein Drahtgestell mit einer Milchflasche – und eine „clothes mother“ – ein mit Frottee überzogenes Drahtgestell, das ebenfalls einen gesichtsähnlichen Kopf hatte.

Bindung entsteht in sechs Stufen!

Harlow beobachtete das Verhalten der Rhesusaffen und bemerkte, dass sie fast ausschließlich bei der „cloth mother" blieben und nur zum Trinken auf die „wire mother" umstiegen. Mit diesem Experiment bewies er, dass reiner Körperkontakt für Rhesusaffen-Babys mindestens genauso wichtig, wenn nicht sogar wichtiger ist als die körperliche Ernährung.

Auf YouTube gibt es ein vierminütiges Video, das bemerkenswerte Szenen dieses Experiments zeigt. Geben Sie als Suchbegriff „Harlow's Monkeys" ein und wählen Sie dann das Video „The Sasss1".

Körperliche Grundbedürfnisse wie Essen, Trinken, Schlaf oder Wärme müssen erfüllt werden. Das versteht jeder und weiß, dass wir ohne ausreichendes Essen oder Trinken sterben würden. Ebenso verhält es sich mit dem Bedürfnis nach Schlaf und Wärme. Das Nichterfüllen körperlicher Grundbedürfnisse führt über kurz oder lang zum Tod. Die Reaktion auf einen Mangel körperlicher Bedürfnisse ist zeitnah erlebbar.

Ein Baby braucht: Zuverlässigkeit, Verfügbarkeit, Feinfühligkeit!

Die gleiche Bedeutung haben auch seelische Grundbedürfnisse. Solche sind die Bedürfnisse nach Sicherheit und Orientierung, Zugehörigkeit und Bindung, Wertschätzung und Selbstwert sowie Neugier und Freude. Ein Mangel an Befriedigung der seelischen Grundbedürfnisse führt zu den verschiedensten Erkrankungen und kann ebenso zum Tod führen. Beispiele psychischer Erkrankungen sind Depressionen, Magersucht und Suchtstörungen.

Die Reaktion auf einen Mangel der Befriedigung seelischer Bedürfnisse zeigt sich zeitverzögert, manchmal auch erst nach fünfzig, sechzig Jahren. Es könnte sein, dass hier der Grund liegt, warum die unbedingte Notwendigkeit, die seelischen Bedürfnisse zu erfüllen, weniger zum Allgemeinwissen des einzelnen gehört.

Bindung ist ein Grundbedürfnis

Sehen wir uns die die seelischen Grundbedürfnisse genauer an. Sie werden immer wieder anders beschrieben, aufgelistet und in ihrer Bedeutung unterschiedlich gewertet. Eine allgemeingültige Definition von seelischen Grundbedürfnissen besteht nicht.

Nach Albert Pesso, dem US-amerikanischen Pionier der Körperpsychotherapie, sind die Bedürfnisse nach Platz, Nahrung, Unterstützung und Halt (Bindung), Schutz und Grenzen lebenswichtig.

Nach dem deutschen Psychologen und Kommunikations-wissenschaftler Friedemann Schulz von Thun stehen folgende vier Bedürfnisse im Vordergrund: wertvoll sein, geliebt sein, frei sein, verbunden sein.

Wie entsteht denn Bindung, die für unser gesundes emotionales Aufwachsen so bedeutend ist?

Ein Kind braucht Mütterlichkeit und Väterlichkeit!

Die Art, wie Eltern die Signale und Bedürfnisse ihres Kindes beantworten, ist für die Ausbildung einer Bindung und für die Hirnentwicklung sehr wichtig und entscheidend. Je nachdem, wie passgenau Eltern auf die Grundbedürfnisse ihres Babys antworten, entwickeln Babys eine bessere oder schlechtere Bindung zu der Person, die es versorgt. Zu Beginn ist die Bindungsperson meist die Mutter. Vermittelt diese Beziehung ausreichend Sicherheit, Schutz und Liebe, dann entsteht eine sichere Bindung. Erfährt das Baby täglich immer wieder eine zuverlässige Reaktion auf seine Signale, dann fühlt es sich sicher.

Sicher gebundene Kinder entwickeln auf Grund von elterlicher Feinfühligkeit eine große Zuversicht in die Verfügbarkeit der Bindungsperson. Das Kind empfindet sich selbst mit seinen Gefühlen und Bedürfnissen in Ordnung und erlebt die Welt als einen sicheren Ort. Urvertrauen entsteht und damit die Grundlage für ein gesundes emotionales Selbstverständnis.

Kinder, die Zurückweisung erlebt haben oder die Erfahrung gemacht haben, dass ihre Signale nicht erkannt, nicht entsprechend oder sogar falsch beantwortet wurden, entwickeln keine sichere Bindung. Sie konnten nicht zu der Überzeugung gelangen, dass ihnen Anspruch auf Liebe und Unterstützung zusteht, und vergraben ihre Wünsche tief in sich. Eine schädliche zwischenmenschliche Umgebung, z.B. unzuverlässige oder wechselnde Reaktionen auf die Signale des Babys oder Vernachlässigung und traumatische Erlebnisse, verhindern eine sichere Bindung.

John Bowlby, ein britischer Kinderarzt und Psychotherapeut, und Mary Ainsworth, eine kanadische Psychologin, sind diejenigen gewesen, die die Bindungen erforscht und die Bindungstheorie entwickelt haben. Wer das genauer verstehen will, der gucke sich auf YouTube dieses leicht verstehbare Zeichentrickvideo von Sprouts Deutschland an: Bindungstheorie - Wie Deine Kindheit Dein Leben Beeinflusst.

Dr. Patricia Crittenden, eine amerikanische Psychologin und ehemalige Schülerin von Mary Ainsworth, entwickelte das DMM System der Bindung. Es ist ein Modell, das Anpassungen an Gefahren als Selbstschutzstrategien begreift, die in ihrem ursprünglichen Kontext das Überleben fördern, später jedoch zu problematischem, gefährlichem oder selbstschädigendem Verhalten führen können.

Der Bindungsstil, den wir als Baby entwickeln, bleibt uns ein Leben lang erhalten. Er bestimmt, wie wir uns fühlen, ob das Glas halbvoll oder halbleer ist, ob wir uns „was trauen“ oder ob wir schnell aufgeben.

Eine stabile Psyche mit einem stabilen „Ich“ braucht stabile Bindung. Prof. Klaus Grawe (1943-2005), Psychologe, bezeichnet die im Kindesalter erworbenen unsicheren Bindungen als die größten bekannten Risikofaktoren für die Entwicklung später auftretender psychischer Störungen.

Entwicklung der Bindung

Für das weitere Verständnis sehr hilfreich ist die Beschreibung des kanadischen Psychologen Gordon Neufeld über die Bindungsentwicklung in sechs Stufen – eine tiefer als die andere:

In der **ersten Stufe** entsteht die Bindung über die Sinne mit dem Ziel, körperliche Nähe zu erfahren. Das Baby muss seine Bindungsperson sinnlich wahrnehmen. Es will sie berühren, hören, sehen und riechen können. „Dabeisein ist alles" könnte diese Bindungsstufe heißen.

Auf der **zweiten Stufe** der Entwicklung seiner Bindung möchte das Kind so sein wie seine engsten Bezugspersonen, und nimmt durch Nachahmung und Nacheifern deren Art und Ausdrucksweise an. Die Bindung entsteht durch gelebte Zweisamkeit, durch gemeinsames Interesse. Zum Beispiel geschieht der Spracherwerb durch Nachahmung. Neufeld spricht von der Stufe der Gleichheit, „Ich auch" lautet das Motto dieser Phase.

Auf der **dritten Stufe** stehen Loyalität und Zugehörigkeit im Vordergrund: Einer Person nahe zu stehen bedeutet in dieser Phase, sie als sein Eigen zu betrachten. Jeder kennt die Besitzansprüche, die Kinder in diesem Alter an ihre Bindungspersonen laut werden lassen – „meine Mama, mein Papa!"

Die **vierte Stufe**, nach Nähe und Verbindung zu streben, ist die Suche nach Bedeutsamkeit, dem Gefühl, jemandem wichtig zu sein. Kinder leben für den glücklichen Gesichtsausdruck ihrer Eltern. Das Problem dieser Bindungsphase ist die große Verletzlichkeit des Kindes. Wir leiden, wenn wir das Gefühl haben, dass wir unserer Bindungsperson nicht wichtig sind.

Auf der **fünften Stufe** nimmt das Kind selbst Gefühle wie Zuneigung, Liebe, Fürsorge und Wärme für den anderen wahr. Zum Beispiel verlieben sich Kinder häufig in ihre Bezugsperson. Die Kinder verschenken ihr Herz.

Die letzte und **sechste Stufe** sich zu binden ist die Vertrautheit. Jemandem zu vertrauen heißt, sich ihm nah zu fühlen. Wenn ein Kind auf diese Weise nach Nähe strebt, wird es seine Geheimnisse teilen. Das Kind flüstert seiner Bezugsperson seine Geheimnisse ins Ohr. Es gibt keine größere Nähe als das Gefühl, jemandem vertrauen zu können. So wie man ist, gemocht, akzeptiert und angenommen zu werden.

Angesichts der zentralen Bedeutung von Bindung für die kindliche Entwicklung und Psyche wird immer der Mensch, zu dem das Kind die intensivste Bindung hat, die größte Bedeutung für das Kind haben. Tatsächlich spielt die Mutter für die Bindung meistens die Hauptrolle – das scheint biologisch angelegt zu sein.

Mütterlichkeit und Väterlichkeit

Der Psychiater und Tiefenpsychologe Hans-Joachim Maaz beschreibt das Besondere der Mutter-Kind-Beziehung wie folgt: „Zu beachten bleibt, dass die leibliche Mutter durch die frühesten Beziehungsverhältnisse in der Schwangerschaft, während der Geburt und in der Stillzeit eine bevorzugte Beziehungsbedeutung für das Kind hat, von der andere Bezugspersonen (Vater, Großmutter, Tagesmutter, Krippenerzieherin) ausgeschlossen bleiben. Dieser besondere Erziehungsrang einer Mutter wird erst allmählich in der Entwicklung des Kindes relativiert und sollte nie zu früh oder zu abrupt aufgegeben oder infrage gestellt werden." Das Kind empfindet bei zu früher Trennung unbewusst Minderwertigkeitsgefühle, Selbstwertzweifel und Selbstunsicherheit.

„Nach allem, was wir heute entwicklungspsychologisch wissen", schreibt Maaz, „bleibt die reale Mutter mit ihrer Mütterlichkeit etwa drei Jahre die wichtigste Bezugsperson für das Kind." Dabei versteht Maaz „mütterlich" als die Fähigkeit und Bereitschaft, zuhören zu können, sich einzufühlen, zu bestätigen, zu beschützen und zu versorgen. Das Mütterliche ist für die Entwicklung der Bindung, des Selbstwertes und der Identität des späteren Erwachsenen verantwortlich. Das bedeutet, eine zu frühe Trennung beinhaltet insgesamt ein Defizit an Erfahrung von mütterlicher Liebe, die von niemand anderem ersetzt werden kann.

Stellen Sie sich vor, was Sie alles unternehmen würden, um sich geliebt zu fühlen? Was brauchen Sie, um sich geliebt und angenommen zu fühlen? Beantworten Sie einmal - nur für sich selbst - folgende Fragen zu den Erfahrungen aus Ihrer Kindheit.

- Bin ich gewollt?
- Bin ich geliebt? (um meiner selbst willen oder nur, wenn ich den Erwartungen entspreche?)
- Darf ich so sein, wie ich bin? (nach meinen Möglichkeiten und Begrenzungen oder muss ich Erwartungen und Normen erfüllen?)

Diese Fragen betreffen die Erfahrungen, die aus der Qualität „Mütterlichkeit" entstehen.

Natürlich dürfen auch die Väter nicht fehlen. Kinder brauchen Väter und Väterlichkeit. Mit Hilfe der Väter lässt sich die aufregende Welt erkunden. Folgende Frage betreffen die Qualität der „Väterlichkeit":

- darf ich mich entfalten? (oder werde ich eingeschüchtert und behindert?)
- erfahre ich förderliche Begleitung, Unterstützung, Ermutigung? (Oder werde ich allein gelassen?)
- wird meine Begrenzung akzeptiert?

Väterlich zu sein bedeutet, die Fähigkeit und Bereitschaft zu haben zu begleiten, zu ermutigen, zu unterstützen, zu fördern und zu fordern. Das Väterliche unterstützt und entwickelt Autonomie, Leistung, Pflichtgefühl, Verantwortlichkeit und Weltgestaltung.

Welche Probleme Eltern mit ihrer eigenen Mütterlichkeit/Väterlichkeit haben, hängt wieder davon ab, welche Erfahrungen sie selbst in ihrer eigenen Kindheit gemacht haben. Eltern, die selbst zu wenig Mutterliebe oder Vaterliebe erfahren haben, fällt es schwer, Kinder zu lieben. Vielmehr möchten sie als Kompensation von ihren Kindern geliebt werden. Oder aber, sie können nicht fühlen, was „richtig oder falsch" ist, und werden sich auf die Rezepte von Ratgebern verlassen und danach handeln. Eltern, die zu wenig Vaterliebe erfahren haben, verlangen oft mehr vom Kind, als es ihm möglich ist.

Eine Mutter, die selbst als Kind zu wenig Mutterliebe erfahren hat, könnte kompensatorisch ihre Kinder „über alles" lieben, um das Kind vor dem selbst erlebten Mangel zu bewahren. Ob diese „Gluckenliebe, oder das „Zuviel an Liebe" das passende für das Kind ist, sei dahingestellt.

Selbsterlebte Defizite werden von den Eltern unbewusst an ihre Kinder weitergegeben. Selbsterfahrung und Reflektion helfen, die Folgen der selbst erlittenen Verletzungen und Defizite emotional zu verarbeiten. Durch das Wissen über die Defizite gelingt es, dass wir uns von ihnen nicht mehr bestimmen lassen, ihnen keine Macht mehr über unser Handeln geben. Wir erreichen eine bessere Lebensqualität sowohl für uns selbst als auch für unsere eigenen Kinder.

Fazit: *Das Neugeborene kommt unfertig zur Welt. Für die weitere Entwicklung benötigt es positive Bindungserfahrungen. Eine gelingende Bindung an seine erste Bezugsperson, natürlicherweise die Mutter, ist die Basis für das Kind eine gesunde starke Persönlichkeit für das ganze Leben auszubilden. Eine sichere Bindung in der Kindheit ermöglicht erfüllende Beziehungen im Erwachsenenalter. Umgekehrt können misslingende Bindungserfahrungen zu schweren psychischen und sozialen Störungen im Erwachsenenalter führen.*

Ohne Quantität keine Qualität

"Es ist klar, dass die kostbarste Ressource, die wir haben, Zeit ist."
Steve Jobs (1955-2011)

„Qualität vor Quantität" ist heutzutage fast ein geflügelter Begriff geworden. In fast allen Lebensbereichen wird der Ruf nach Qualität immer lauterer. Selbst im Freizeitbereich gibt es eine Qualitätsoffensive. Auch Eltern wird empfohlen, Quality-Time mit ihren Kindern zu verbringen.

Doch was bedeutet Qualität eigentlich? Es gibt keine einheitliche Definition für Qualität. Eine mögliche Definition besagt, dass Qualität der Ausdruck der Erfüllung von Erwartungen ist, Qualität ist der Grad der Übereinstimmung zwischen den Anforderungen an ein Produkt und seinen Eigenschaften. Man könnte auch sagen, Qualität ist das, was der Kunde will. Unternehmen haben sich sogar darauf spezialisiert herauszufinden, was Kunden wollen. Mit diesem Wissen wird dann ein Produkt entwickelt, das die Erwartungen der Kunden ein wenig mehr erfüllt als das Konkurrenzprodukt. Mit diesem Qualitätsansatz lässt sich viel Geld verdienen. Ein Kunde ist mit der Qualität eines Produktes zufrieden, wenn es seinen Erwartungen entspricht.

Quality-Time

Warum stehen solche Überlegungen in diesem Buch? Hier liegt der Fokus auf uns selbst, auf unseren Beziehungen, auf unserer Kindheit und auf unseren Kindern.

Quality-Time hält nicht, was sie verspricht!

Im Privatbereich agieren wir gerne mit dem Begriff Quality-Time oder Qualitätszeit. Dieser Begriff suggeriert etwas Positives, als ob wir etwas mit Qualität erleben. Dabei hat Quality-Time wenig mit Qualität gemeinsam. Der Begriff wurde von Erwachsenen „erfunden", um ihr schlechtes Gewissen zu beruhigen. Das schlechte Gewissen, das sich regt, wenn deutlich wird, dass im Tagesablauf zu wenig Zeit bleibt. Das gilt sowohl für Partnerbeziehungen als auch für Eltern-Kind-Beziehungen. Wenn wir schon zu wenig Zeit haben, um einfach nur miteinander zu sein, dann lasst uns die verbliebene Zeit wenigstens intensiv miteinander verbringen. Dieser Qualitätsbegriff soll uns freisprechen.

Stellen Sie sich vor, Sie sind frisch verliebt, haben einen tollen Menschen kennengelernt und schweben auf „Wolke sieben". Was ist Ihrer beider sehnlichster Wunsch? Am liebsten wollen beide den ganzen Tag miteinander verbringen, jede Stunde, jede Minute. Die gesamte Wirklichkeit besteht nur noch aus gemeinsamer Zeit. Jede Trennung vom Liebsten ist kaum aushaltbar. Das kennt jeder. Zum Glück haben wir einen Verstand, der uns hilft.

Nach dieser ersten „rosaroten" Phase fangen wir langsam an, wieder die Welt und die Wirklichkeit um uns herum wahrzunehmen. Wir hören wieder auf unseren Freundeskreis, den wir vielleicht ein bisschen vernachlässigt hatten. Wir halten es auch gut aus, wenn der eine vorübergehend alleine loszieht. Wir haben inzwischen so viel Vertrauen aufgebaut, dass wir uns aufeinander verlassen können. Aufgrund der Beziehung vertrauen wir einander, dass wir wieder zusammenkommen werden. Jeder von uns verlässt sich auf den anderen, dass er sich dafür einsetzt, um zum Gelingen der Beziehung beizutragen. Wir haben unser Herz verschenkt.

Gedankenspiel: Was würde es für Sie bedeuten, wenn Ihr Partner auf einmal mit dem Vorschlag käme, Ihre Beziehung ab jetzt auf Qualitätszeit zu beschränken? Die Qualitätszeit wäre dann am Wochenende voller Aktivitäten. Da die übrige Zeit für Ihren Partner sonst knapp ist, würde er ab sofort von Montag bis Mittwoch jemand anders als Vertretung schicken und Donnerstag und Freitag hätte er glücklicherweise auch Ersatz gefunden.

Das hört sich jetzt für Sie nicht mehr so gut an. Aber genau das haben viele Kinder in der Vergangenheit erlebt und wird heutzutage sogar unzähligen Kleinkindern zugemutet. Als Ersatz werden Erzieherinnen, Tagesmütter,

Kindermädchen gefunden. Kleinkinder, die den ganzen Tag in einer Gruppe verbringen, weg von den Menschen, in die sie sich verliebt hatten, haben ein Zuwendungsdefizit. Eltern versuchen, nach ihrer Arbeitszeit und am Wochenende die verbleibende, knapp bemessene Zeit oft so gehaltvoll wie möglich zu gestalten. Das merken die Kinder intuitiv. Doch für den Kunden „Kind“ ist das keine Qualitätszeit mehr, weil seine Erwartung nach bedingungsloser gemeinsamer Zeit nicht erfüllt wird.

Liebe braucht Zeit

In vielen Elternratgebern steht der Tipp für das erste Lebensjahr „Verbringen Sie möglichst viel Zeit mit Ihrem Kind“! Das hört sich nach Quantitätszeit an. Qualität aus Sicht des Kindes ist der Wunsch nach gemeinsamer Zeit. Aber diese Erwartung ist nicht auf das erste Lebensjahr beschränkt.

Auch in den unzähligen Millionen Ratgebern für angeschlagene Partnerbeziehungen finden Sie immer wieder den Tipp, mehr ungeplante Zeit mit ihrem Partner zu verbringen. Laut Umfragen ist der Beziehungskiller Nummer eins: Zeitmangel. Sie sollten Ihrem Partner wieder zeigen, dass Ihnen die Beziehung zu ihm wichtig ist. Den Eltern wird sogar der Rat gegeben, sich mehr Zeit als Paar zu gönnen, ohne die Kinder. Offensichtlich messen wir unsere Wichtigkeit für einen anderen Menschen auch an der Zeit, die der andere mit uns verbringt. Kinder könnten ihre Wichtigkeit auch so messen.

Um eine Beziehung aufzubauen und zu erhalten, brauchen Menschen viel Zeit füreinander – das nennt man Quantität. Diese gemeinsame Zeit erfüllt die Erwartungen das anderen – das nennt man Qualität. In Kurzform: ohne Quantität keine Qualität.

In diesem Zusammenhang lassen sich die übrigen Erwartungen von Kindern an ihre Eltern relativ einfach zusammenfassen mit den drei Z’s: Zeit, Zuwendung und Zärtlichkeit.

Es wird also Zeit, den Begriff Quality-Time neu zu überdenken und mit neuem Inhalt zu füllen. Wenn Eltern Quality-Time mit ihren Kindern verbringen wollen, sollte jeder assoziieren, dass die Eltern ausreichend Zeit mit ihren Kindern verbringen. Die Beziehung sollte nicht zeitlich getaktet sein - dem Terminkalender der Eltern angepasst. Eine limitierte Zeitspanne (z.B. eine Stunde) intensiver Zuwendung reicht nicht aus, um eine tragfähige Beziehung zwischen Eltern und Kindern auf Dauer aufzubauen.

Beispiel: Die zehnjährige Tochter einer Klientin hat ihr das ziemlich deutlich gemacht. Die Mutter hatte über Monate wenig Zeit für sie, weil sie beruflich sehr eingespannt war. Während des Familienurlaubes wollte sie alles wieder gut machen. Sie hatte geplant und sich vorgenommen, mindestens eine Stunde jeden Tag mit ihr in den Wellen zu toben. Nachdem sie ihrer Tochter den Vorschlag unterbereitet hatte, bekam sie eine unerwartete Antwort: „Ich habe jetzt keine Zeit, mit Dir ins Wasser zu gehen. Meinst Du, bloß weil Du jetzt Zeit hast, habe ich Lust dazu?“

Wir sollten überlegen, ob wir nicht einfach den Begriff Quality-Time aus unserem Wortschatz streichen sollten.

Fazit: *Quantität in der Eltern-Kind-Beziehung bedeutet „verbringe möglichst viel ungeplante und bedingungslose Zeit mit mir!“*

Was Eltern und Kinder wirklich brauchen

"Kinder, die man nicht liebt, werden Erwachsene die nicht lieben."
Pearl S. Buck (1892-1973)

Nachdem Sie dieses Buch gelesen haben, werden Sie die Antwort wissen. Es ist eine ernst zu nehmende Aufgabe, Kinder beim Aufwachsen zu begleiten.

Der eigenen Intuition zu folgen reicht nicht aus. Die eigene Intuition begründet sich – wie sollte es anders sein – in der eigenen, nicht perfekten Kindheit. Wir haben jede Menge unbewusster Aufträge, Botschaften, Skripte unserer Familie und unserer Ahnen mitgenommen und geben diese unreflektiert an unsere Kinder weiter. Wir können nicht einfach aussteigen. Selbst die Entscheidung für das Gegenteil von dem, was wir erfahren haben, ist nur eine andere Form der Anpassung und kein wirklicher Ausstieg. Wir haben eben keine echte neue Entscheidung getroffen, sondern uns einfach nur aus Widerstand für das Gegenteil entschieden.

Eltern brauchen ausreichend Informationen über die geistigen und körperlichen Entwicklungsschritte eines Kindes und Informationen darüber, welche Unterstützung das Kind für den jeweils nächsten Entwicklungsschritt benötigt.

Unser Verhalten begründet sich in unserer frühen Kindheit!

Eltern brauchen die Bereitschaft, über sich selbst zu nachzudenken. Sie sollten ihre eigene Kindheit wieder kennenlernen und sich über ihr eigenes „inneres Kind" klar werden. Nur dann lassen sich die Gründe für das eigene Handeln in der Rolle als Vater oder Mutter erforschen. Wenn ich mir über meine eigene Kindheit klar geworden bin, muss ich mir die Frage stellen, ob ich meine eigenen mir bewusst gemachten Erfahrungen und Handlungsweisen an meine Kinder weitergeben möchte? Es gab bestimmt sowohl positive als auch negative Erfahrungen.

Möglicherweise leitet die Antwort eine Veränderung ein.

Diese Veränderungen sind eine Chance zur Unterbrechung ungewollter Handlungsweisen und zur persönlichen Weiterentwicklung.

Das soziale Umfeld, die Freunde werden auf diese Veränderungen reagieren, vielleicht auch kritisch. Die Freunde werden dadurch ihrerseits in Frage gestellt und werden sich wehren wollen. Dann brauchen die Eltern Standfestigkeit, um ihre eigene Weiterentwicklung gegenüber der Umgebung zu vertreten.

Mut zum eigenen Weg

Nehmen wir einmal an, eine junge, erfolgreiche Frau möchte am liebsten für eine Zeitlang nur Mutter sein. Sie ist zu diesem Entschluss gekommen - nach ehrlicher und sorgfältiger Selbstreflexion. Die Umgebung wird diesen Entschluss in Frage stellen und Reaktionen heraufbeschwören.

Möglicherweise wird ihre Mutter kritisch reagieren, weil sie sich mit dieser Entscheidung in eine finanzielle Abhängigkeit begibt. Vielleicht können Freundinnen die mögliche Unterbrechung ihrer Karriere nicht verstehen und sie warnen vor der Aussicht, eine „unbefriedigte Glucke“ zu werden. Die Gesellschaft wird ihren Einsatz als „Nur-Mutter“ nicht adäquat honorieren.

Diesen Einwänden sollte die junge Frau ihr Wissen und ihre eigenen Bedürfnisse gegenüberstellen und ehrlich abwägen. Warum möchte sie Mutter sein? Die junge Frau sollte wissen, dass eine Mutter für ihr Kind die wichtigste Beziehungsperson ist. Bei guter Mütterlichkeit fühlt sich ein Kind prinzipiell willkommen, seine Bedürfnisse werden befriedigt, es wird versorgt, beschützt und getröstet.

Vater sein, das ist nicht schwer

Sie sollte auch wissen, dass dem Vater, obwohl er weder gebären noch stillen kann, eine nicht minder wichtige Aufgabe in der Begleitung der Kindesentwicklung zufällt. Der Vater weicht allmählich die enge Zweierbeziehung zwischen Mutter und Kind auf. Er unterstützt als Dritter das Kind, die Entfernung von der Mutter zu riskieren, um freudig die Welt zu erkunden. Der Vater verkörpert die Ablösung, die Autonomie, das Abenteuer, das Neue und Fremde. Bei guter Väterlichkeit erfährt das Kind Interesse an seinen Möglichkeiten und Verständnis für seine Schwierigkeiten.

Wie wichtig ein Vater für den Sohn ist, zeigt ein Beispiel: Der Vater ist seinem Sohn bis zu dessen zwölften Geburtstag ein zugewandter und einfühlsamer Vater gewesen. Plötzlich bekommt die Vater-Kind-Beziehung einen „Knacks“. Unbewusst wendet sich der Vater von seinem Kind unvermittelt ab, steht kaum noch für gemeinsame Aktivitäten zur Verfügung. Zunächst verstehen beide nicht, was passiert. Obwohl der Vater etwas anderes möchte, kann er zunächst nicht aus seiner Haut.

Dieser Vater hat als zwölfjähriger seinen eigenen Vater verloren. Nach der Aufarbeitung der eigenen Kindheit wird dem Vater deutlich, dass er auf keine Erfahrungen und Erlebnisse zurückgreifen kann, die ein Vater mit seinem Kind in diesem Alter erlebt. Indem er sich vorstellt, was er gebraucht hätte, kann er jetzt eigene Ideen, einen Plan entwickeln und somit sein Verhalten gegenüber dem Kind aktiv verändern.

Die Reflektion der väterlichen Kindheit hat beiden geholfen, die gute Beziehung zu erhalten.

Ideen für die Praxis

Ich hoffe, Sie haben Anregungen mitgenommen, die Sie motivieren, etwas genauer hinzuschauen. Wenn Sie von Ihren Gefühlen überschwemmt werden, können Sie einen Realitätscheck durchführen. Auch können Sie sich in Ihrer Phantasie Ihre passenden Eltern vorstellen. Vielleicht werden sie so selbstbewusster, mutiger und können das Risiko einer Veränderung eingehen. Die Ängste vor Veränderung stammen aus Ihrer Kindheit und haben im Hier und Heute nichts zu suchen.

Sie wissen nicht, wo sie beginnen sollen? Sie können mit kleinen, konkreten Schritten beginnen. Durchforsten sie doch einmal ihre Gewohnheiten. Gewohnheiten sind reflexartige Handlungs- und Reaktionsweisen. Machen Sie sich eine „Shit-Liste". Schreiben Sie ihre „schlechten" Gewohnheiten auf, die Sie nerven und ändern wollen. Warum können Sie nicht warten? Warum sagen Sie so häufig: „Das kann ich nicht!"? Warum müssen Sie alles nachkontrollieren? Haben Sie den Ofen oder das Bügeleisen auch wirklich ausgeschaltet? Nach einer persönlichen Bewertung sortieren Sie die Liste nach ihrer Wichtigkeit. Beginnen Sie mit ihrer Nummer 1 und überlegen, was und wie Sie etwas ändern wollen. Alle zehn schlechten Gewohnheiten lassen sich nicht auf einmal ändern! Und: Keine Gewohnheit lässt sich im Vorbeigehen auf die Schnelle ändern.

Haben Sie Geduld mit sich selbst!

Achten Sie auf Ihre Sprache. Benutzen sie möglichst nur positive Aussagen und keine Negationen, wenn sie mit kleinen Kindern sprechen. Das Wort „nicht" wird von Kindern häufig überhört. Sie können dieses kleine, aber bedeutende Wort nicht heraushören. Wenn Sie sagen: „Zappel nicht so herum!", wird das Kleinkind verstehen „zappel herum". Benutzen Sie stattdessen in der Ansprache Ihres Kindes eine positive Aufforderung, z.B. „Bleib sitzen" und bieten gleichzeitig etwas interessantes Zusätzliches an. Das Wort „nicht" sollte im Kleinkindalter gemieden werden. Versuchen Sie doch einmal Ihre Besorgnis „Pass auf - fall nicht vom Klettergerüst!" ohne das Wörtchen „nicht", mit einer positiven Aussage zu formulieren!

So die Mutter, deren 4-jähriger Sohn unbemerkt und voller Entdeckungsdrang auf die 10 Meter hohe Fichte geklettert war: Im ersten Reflex wollte sie rufen: „Vorsicht, fall nicht runter!" Es gelang ihr, den Angstimpuls zu unterdrücken, stattdessen vertraute sie seinen Fähigkeiten. Sie bot ihm ein Eis an, damit er einen Grund hatte, wieder herunterzuklettern. Sie ließ ihn unbeaufsichtigt und bereitete das versprochene Eis vor, anstatt voller Sorge neben dem Baum zu stehen und ihn möglicherweise mit ihrer Angst zu verunsichern.

Oder: Eine junge Mutter fragte mich nach einem Medikament, um ihren unglücklichen fünfjährigen Sohn mental zu „stärken". Im Verlauf des weiteren Gespräch kristallisierte sich die vermeintliche „Schwäche" des Sohnes heraus. Der Sohn reagierte auf seine ihn (wirklich) ärgernde Cousine. Seine Mutter hatte dies bereits erkannt. Sie traute sich aber nicht, die Spieltreffen der beiden für eine begrenzte Zeit zu unterbrechen. Sie befürchtete, ihre Schwester (die Mutter der ärgernden Cousine) würde diese vorrübergehende Unterbrechung nicht verstehen. Als Kind war sie häufig zuständig für das Wohlergehen ihrer jüngeren Schwester gewesen. Als sie diese Verbindungen erkannte, fasste sie sich Mut, handelte, um ihren Sohn zu beschützen und lernte, Nein zu ihrer Schwester zu sagen.

Dieses Nein bedeutete für sie, keine Verantwortung mehr für das Wohlergehen ihrer Schwester zu haben, den Sohn nicht mehr zu zwingen, mit der nervigen Cousine zu spielen, und für ihren Sohn waren keine Medikamente mehr nötig.

Haben Sie selbst damals genügend Aufmerksamkeit und Schutz erhalten? Ein Defizit ist der Beginn einer ständigen Suche nach einem Ausgleich im gesamten späteren Leben!

Die Auswahl und der Umgang mit dem Lebenspartner, Freunden und der Umgebung einer Person wird von diesem Defizit und der Suche nach Kompensation geprägt sein. Erfolg oder Macht haben zu wollen, ist eine viel verbreitete Kompensation für den Hunger nach Aufmerksamkeit.

Der Erfolg wird diese Menschen aber nicht glücklich machen, sie nicht befriedigen. Der Erfolg kann erlebte Defizite nicht ausgleichen. Sie müssen immer weiter machen und bleiben innerlich leer. Es war nicht der Erfolg, den sie suchten. Es war die elterliche Aufmerksamkeit, die sie wollten.

Längerfristig kann eine solche Konstellation zu Suchtverhalten, Depression und Burnout und auch zu körperlichen Leiden führen. Die Fähigkeit, an sich selbst und an seine Möglichkeiten zu glauben, etwas bewältigen zu können, wird als Basis in der frühen Bindung gelegt.

Leider wird es gesellschaftlich immer problematischer, sich die Zeit für Kinder zu nehmen, die sie wirklich brauchen. In den letzten Jahren wurden Familien widersprüchlicher Weise in der Form entlastet, dass Kinder immer weniger Zeit in ihrer Familie verbracht haben und sich in Ganztagseinrichtungen aufhielten.

Kühe in Elternzeit

Zum Abschluss zwei Beispiele aus dem Tierleben:

Gegenüber Tieren sind wir in dieser Thematik deutlich sensibler. Vielleicht liegt das an der relativ kurzen Zeitspanne, in der die Folgen schädlicher Einflüsse bei Tieren sichtbar werden.

Bei Menschen ist der Abstand zwischen unguten Einflüssen und Auswirkungen manchmal 50 Jahre und mehr. Dadurch verwischt der Zusammenhang von Ursache und Wirkung. Bei Hündinnen und Welpen sieht man es als Vorteil an, wenn sie lange zusammenbleiben dürfen: Gesetzlich vorgeschrieben ist ein Minimum von acht Wochen. Es ist belegt, dass eine frühe Trennung des Welpen von Mutter und Geschwistern traumatisch ist. Welpen, die zu früh vom Muttertier getrennt werden, sind später häufig verunsichert, ängstlich oder werden sogar neurotisch.

Bauern fangen an, Kuh und Kalb erst später voneinander zu trennen als bisher. Man möchte Kuh und Kälbchen eine längere gemeinsame „Elternzeit" gönnen. Positive, motivierende Effekte sind: Die in enger und langer Bindung zum Muttertier aufgewachsenen Kälber sind als erwachsene Tiere gesünder, haben weniger Infekte und Verhaltensprobleme. Unter dem Strich haben die Bauern deutlich weniger Kosten als bei der konventionellen Haltung.

Ich freue mich darauf, Ihnen zu helfen, den investigativen Weg in Ihre Kindheit zu gehen, um besser zu verstehen, warum Sie so handeln, wie Sie es tun. Sobald Sie wissen, WARUM Sie auf bestimmte Weise handeln, ist es so viel einfacher (und viel schneller), bewusst Veränderungen für einen besseren Weg einzuleiten … für Sie und die Menschen um Sie herum! Und die gute Nachricht ist, dass es nicht jahrelanger Therapie bedarf.

Wenn Sie sich bewusst sind, ändert sich alles sehr schnell!

Fazit: *Verschiedene Theorien beschreiben und erklären mit unterschiedlichem Vokabular immer die gleiche Schlussfolgerung: Unser Verhalten beginnt und begründet sich in unserer Kindheit.*

Die Kindheit bestimmt Ihr Leben.

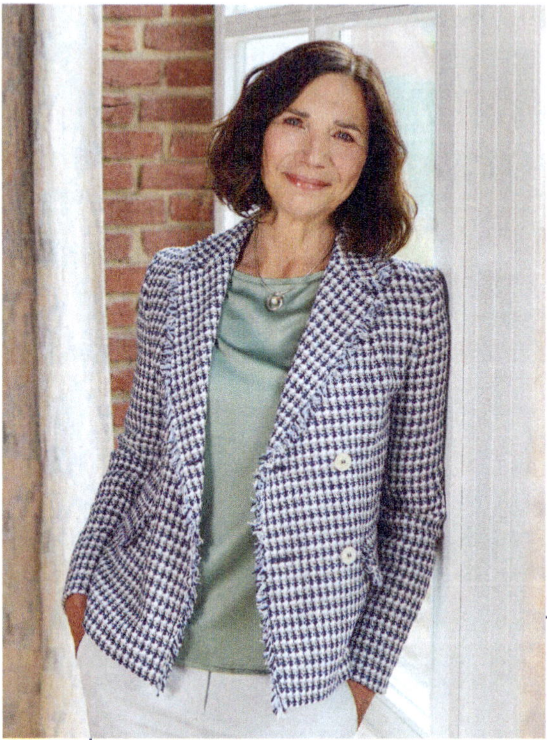

Arbeite mit mir.

Hallo, ich bin Maria.

Auf meiner Website findest du verschiedene Möglichkeiten, mit mir zu arbeiten: **mariasteuer.com/parenting-class-online/**

Ich bin für dich da, um dich auf deinem Weg zur nächsten Stufe in deinen Beziehungen zu unterstützen! Du wirst dein Selbstwertgefühl ausbauen und entspannter und glücklicher leben.

Und wenn du noch tiefer und mit mehr Hilfestellungen an dir arbeiten möchtest: Ich biete dir auch gerne persönliche Coachings an. Schreibe mir dazu einfach eine Mail.

Ich freue mich auf dich.

Meine Beziehungscoachings

für alle, die:

- sich mehr vom Leben erhoffen
- sich auf positive Art und Weise verändern wollen

Meine Programme sind alle inspirierend und, dank praktischer Orientierungshilfe, einfach nachzufollziehen. Sie beinhalten neben aufschlussreicher Lektüre auch Übungen mit Audiodateien für die Offlineanwendung. Weitere Informationen findest du auf: **mariasteuer.com/relationship-coaching/**

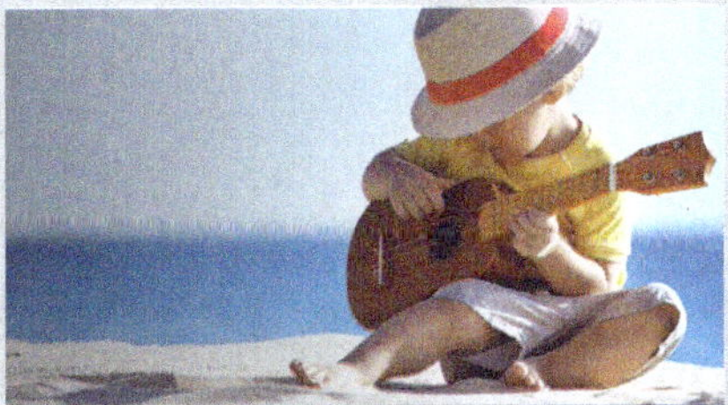

Elternkurs
Für glücklichere Kinder

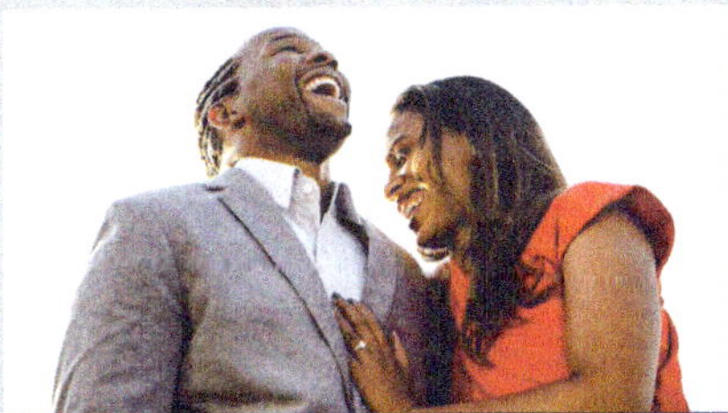

Beziehungsberatung
Für eine glücklichere Beziehung

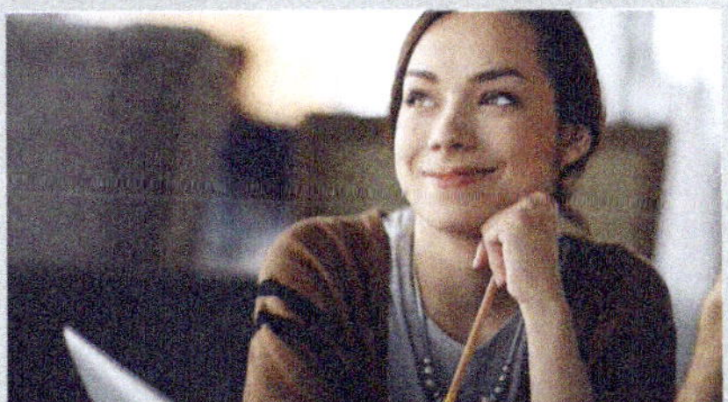

Lebensberatung
Für ein erfülltes Leben

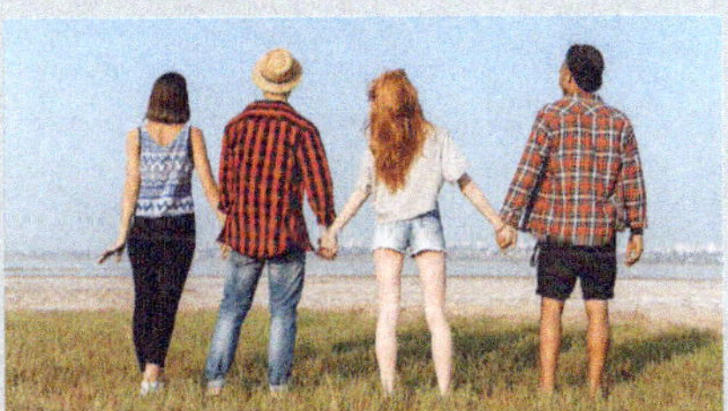

Mitgliedschaft
Für regelmäßige Unterstützung

Expertenmeinungen

Maria Steuer has brilliantly shared her own wisdom, experience and understanding in a way that can truly save you years of time and help prevent you from going down a challenging road.

If you are looking for guidance that can help transform your parenting in a positive way, look no further than the pages of this wonderful book, "Your Childhood Holds the Key.

Peggy McColl
New York Times Best Selling Author

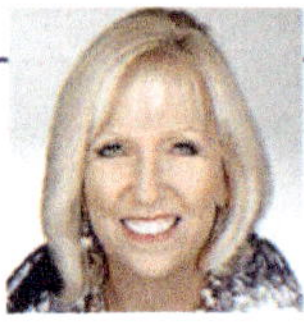

I know Maria because we have a common interest: The enormous and life-determining influence of childhood on the social climate in our society concerns us both. We need more attention in our society for the conditions in which children grow up. Maria is deeply committed and has a special way of bringing people to the source of their relationships and feelings. I wish her the best to bring a paradigm shift to our society.

Jay Belsky
Professor of Human Development at the University of California, Davis, Child Psychologist & Author

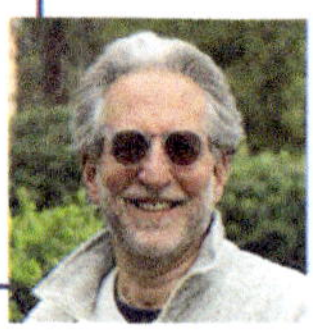

"Your Childhood Holds the Key" is a must read for everyone. Through generational and environmental conditioning, we inherit the best and not-so-best traits from our parents. By the time we're in grade school, the groundwork has been laid and our paradigm is set.

If a child is raised with praise, that child will grow up to be a confident adult. Conversely, if a child is raised in an environment where "no" is often heard, the child quickly adapts and stops asking questions and will quite often adapt an attitude of "no."

Children should be encouraged to take risks, to think for themselves, to make mistakes, and to learn and to grow from their mistakes. "Your Childhood Holds the Key: How to Improve Parenting Skills" is the perfect guide for every parent to read to better understand their children and themselves."

Bob Proctor
Teacher in The Secret and best-selling author of "You Were Born Rich"

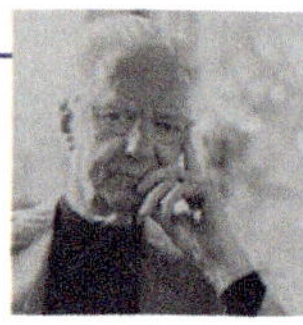

Das Praxisbuch

Das Praxisbuch „Der Schlüssel liegt in deiner Kindheit – Raus aus der Ohnmacht" hilft dir zu verstehen, warum du denkst, wie du denkst und gibt dir gleichzeitig die nötige Klarheit die du brauchst, um dich selbst und deine Kinder von unnötigen Erwartungen zu befreien, damit ihr als Familie aufblühen und gedeihen könnt.

Kaufbar auf Amazon.

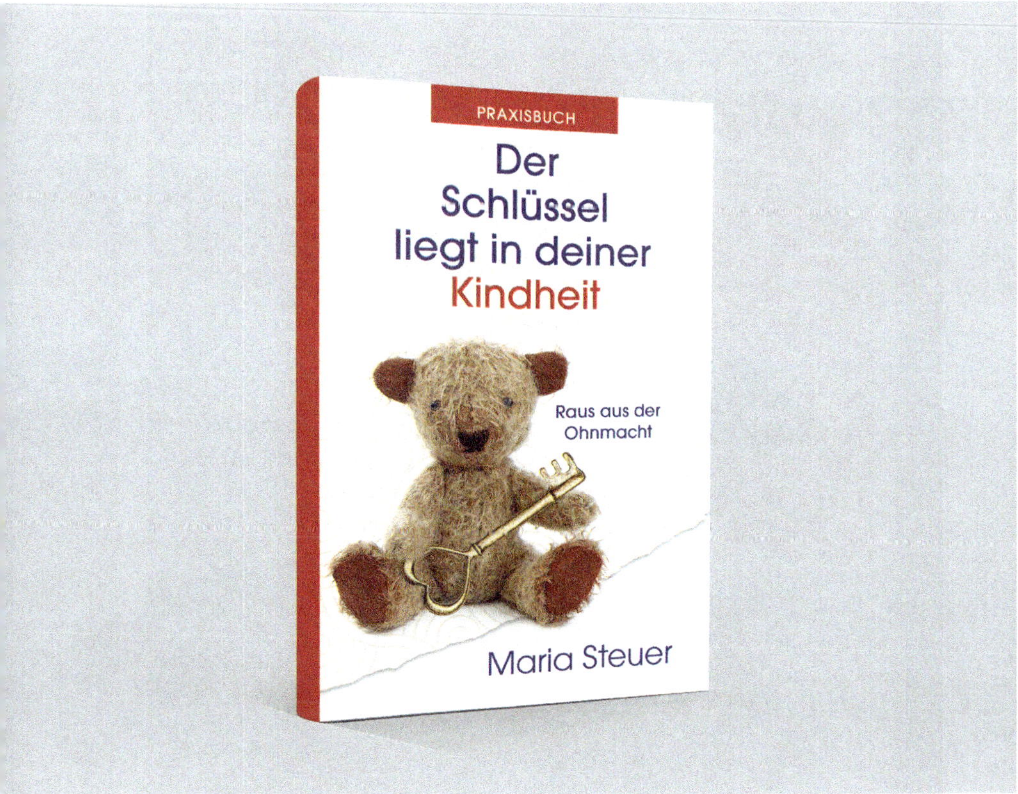

Wolke 5 – Das Spiel

Wenn ich mal nicht auf Wolke 7 bin, dann spiele ich einfach Wolke 5. Für Jung und Alt! Ein in Handarbeit hergestelltes Spiel für 2 Personen.

Spielt das Spiel, wenn Ihr einen Konflikt mit jemandem lösen oder ein kritisches Feedback geben möchtet. Ihr könnt es zu einem wertvollen Ritual werden lassen. Ihr werdet sehen, wie es Euch hilft.

Zu finden auf wolkefuenf.de

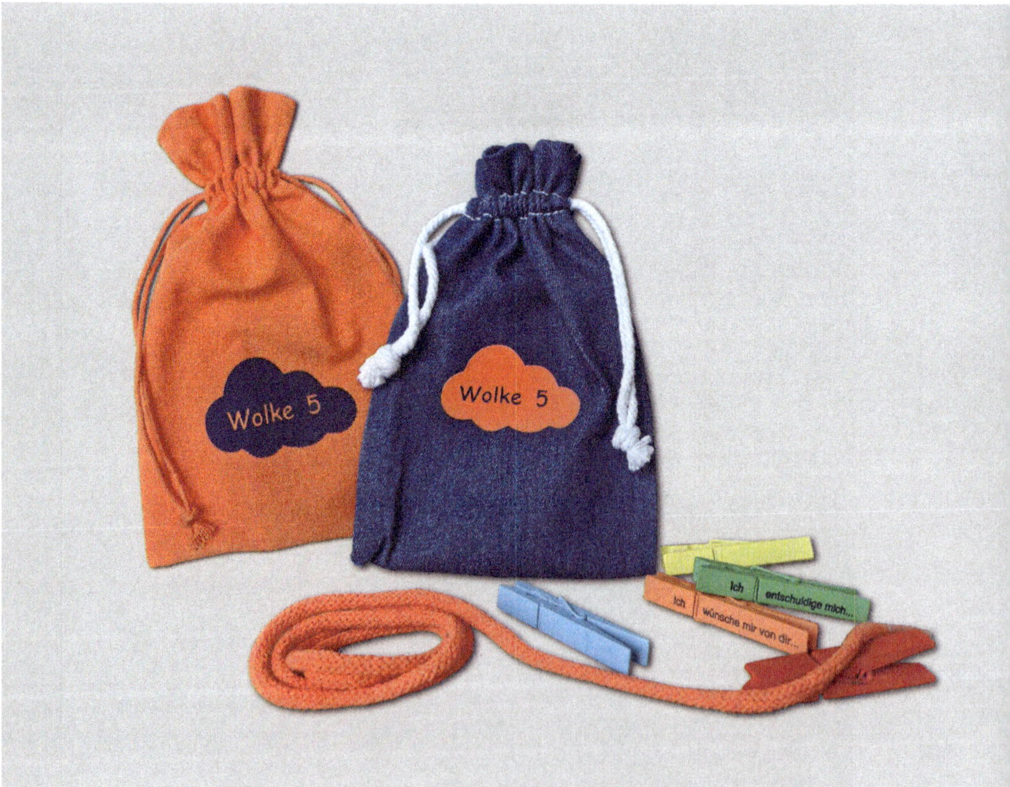

Persönliche Notizen:

Der Schlüssel liegt in deiner Kindheit

Printed by Amazon Italia Logistica S.r.l.
Torrazza Piemonte (TO), Italy

43725613R00045